JN065928

治し方の最新情報が
ここにある！

血糖値バイブル

医師たちが答える100の質問

笠倉出版社

回答者紹介

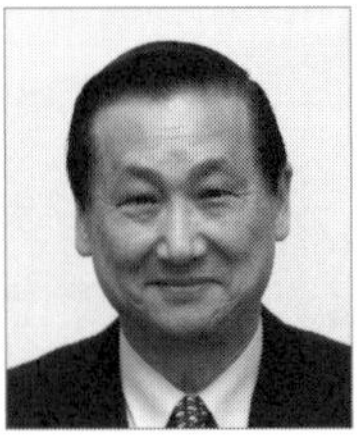

河盛 隆造 先生
順天堂大学名誉教授

大阪大学医学部卒業。日本糖尿病学会名誉会員。永年にわたり、NHK TV「今日の健康」などで、糖尿病を正しく理解して治療していく重要性を説明してきた。健診の行き届いた日本では、生活習慣病が発見されるや否や、発症前の正常だった時期に戻すこと、を治療現場で実践し、その成果を発表してきている。

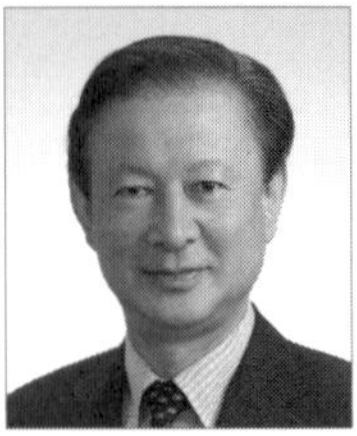

栗原 毅 先生
栗原クリニック東京・日本橋院長

北里大学医学部卒業。前東京女子医科大学教授、前慶應義塾大学特任教授。日本肝臓学会専門医。日本内科学会認定医。「糖質制限なしでかんたん糖尿病予防！」、「病院・薬いらずの高カカオチョコ習慣」、「専門医直伝! 3週間で内臓脂肪を落とす方法 やせる食べ方と歯のみがき方」（3点とも笠倉出版社）など著書・監修書多数。

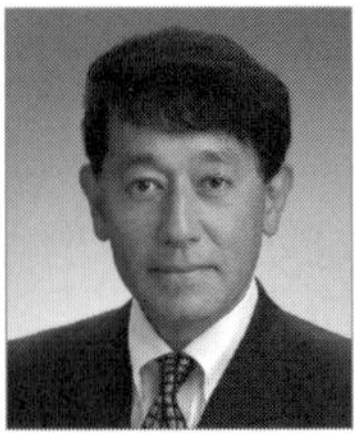

片山 隆司 先生
かたやま内科クリニック院長

東京慈恵会医科大学卒業。同大学付属第三病院 糖尿病・代謝・内分泌内科診療医長を経て現職。狛江市医師会会長。日本糖尿病学会専門医、日本糖尿病学会認定研修指導医、日本内科学会認定医、日本医師会認定健康スポーツ医。「名医が教える！ 血糖値コントロール27の新常識！（笠倉出版社）」等、著書・監修書多数。

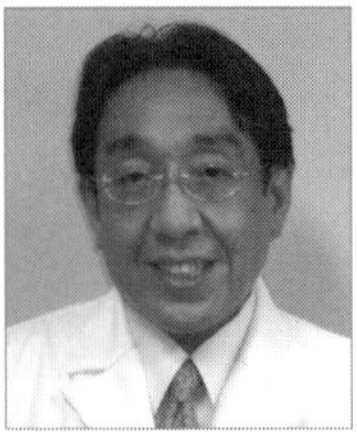

山岸 昌一 先生
昭和大学医学部 内科学講座 教授

金沢大学医学部卒業。米国留学を経て、久留米大学医学部教授を10年以上務め、平成31年より現職。AGE研究で日本糖尿病学会賞、アメリカ心臓病協会最優秀賞、日本抗加齢医学科奨励賞を受賞。「数字でわかる老けない食事 AGEデータブック（万来舎）」など著書多数。

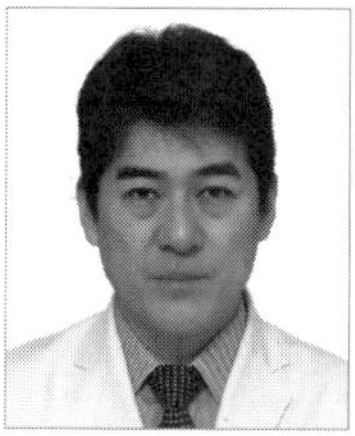

坂本 昌也 先生

国際医療福祉大学
三田病院 内科部長
地域連携部長

東京慈恵会医科大学卒業。国際医療福祉大学医学部教授。前東京慈恵会医科大学准教授。日本糖尿病学会認定指導医・糖尿病専門医、日本内分泌学会認定指導医・内分泌代謝科専門医、日本高血圧学会認定指導医・高血圧専門医、日本内科学会認定総合内科専門医、厚生労働省認定臨床研修指導医。

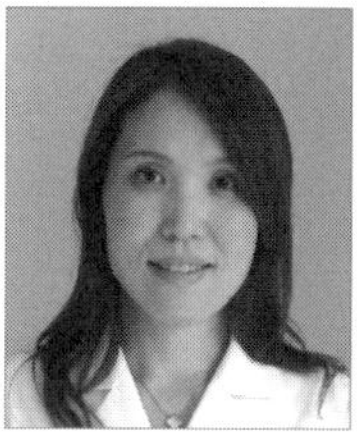

岡本 亜紀 先生

岡本内科クリニック
院長

東京女子医科大学大学院卒業、同志社大学文学部卒業。日本糖尿病学会認定専門医、日本内科学会認定内科医、労働衛生コンサルタント。糖尿病、肥満症（ダイエット外来）、脂質異常症、高血圧を専門とする。著書に「女性なら知っておきたい女性の糖尿病」「女性なら知っておきたい女性の脂質異常症」（2点ともPHP研究所）。

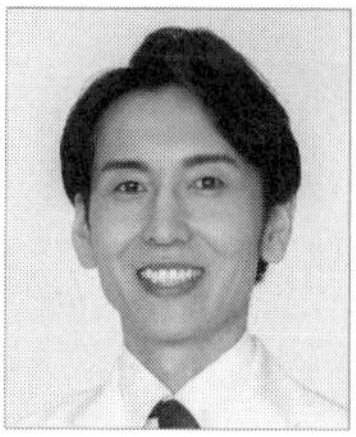

工藤 孝文 先生

みやま市工藤内科
院長

福岡大学医学部卒業。糖尿病内科・ダイエット治療・漢方治療を専門とする。NHK「ガッテン！」「あさイチ」、日本テレビ「世界一受けたい授業」、テレビ東京「主治医が見つかる診療所」他、テレビ出演多数。「ダイエット外来医師が教える　リバウンドしない血糖値の下げ方（笠倉出版社）」など、著書は50冊以上。

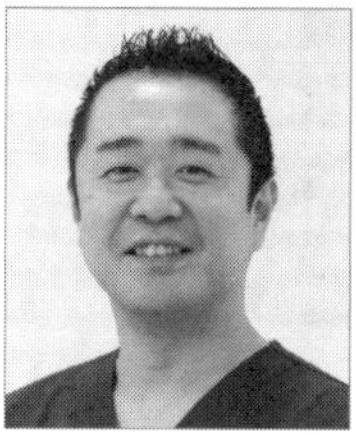

市川 壮一郎 先生

いちかわクリニック
院長

千葉大学医学部卒業。日本循環器学会専門医。救急医療に邁進する中、病気となってから受診するのでなく予防段階から対処すべきと確信、生活習慣病の診療を行うクリニックを開設。著書に「ゆる糖質オフ そうだったのか食事術――ごはんもお酒もOK！ 糖質制限にザセツした人のための『適糖』作戦（時事通信社）」。

はじめに

日本人の平均寿命は延び続けていますが、「健康寿命」と比較するとその差は男女ともに10歳前後の開きがある状況です。そして健康寿命を延ばす上で欠かせないのが**「血糖値のコントロール」**です。

血糖値が一定以上になると糖尿病と診断されます。糖尿病の合併症では糖尿病腎症の患者さんの数が多く、それは人工透析を始める原因疾患のトップになっています。その結果、日本透析医学会の報告では2018年には人口100万人あたりの有病率は2687・7人となり、国民327・1人に1人が透析患者という現状です。そしてこれは台湾に次ぐ世界第2位で、日本は世界有数の人工透析大国なのです。

平均寿命と健康寿命が近づくためにも、血糖値のコントロールが重要になってきます。また血糖値はさまざまな病気と関連性があることも分かってきています。

本書では、血糖値のコントロールや糖尿病に関してのさまざまな疑問に、8名の先生方が最新情報とともに回答していますので、現在治療中の方は**〝読むセカンドオピニオン〟**としてご活用ください。また回答では、予防段階での生活習慣の改善の重要さについて、幾度となく触れられています。健康診断で「境界型」と判定された方（P13参照）、ご自身の生活習慣に不安を覚えていらっしゃる方にも、ぜひ手に取っていただければ幸いです。

【目次】

第1章◉基本的な質問

第4章◉他の病気との関連についての質問

第5章 ◉ 食事に関する質問

第6章 ◉ 運動に関する質問・その他の質問

第1章

基本的な質問

Q1 そもそも血糖値とは何ですか？

血糖値とは、血液中に含まれる「ブドウ糖（グルコース）」の量のこと。人間の体は、食事をすると、血液中にブドウ糖が供給され、血糖値が上昇します。ブドウ糖は、人間の体に不可欠なエネルギー源です。体内に入ったブドウ糖は、グリコーゲンと呼ばれる物質に変えられて肝臓や筋肉に貯蔵されます。そして、空腹時にエネルギー源として、活用される仕組みになっています。人間の身体活動に必要不可欠な栄養として、ほかにたんぱく質や脂質もありますが、ブドウ糖が最も燃焼速度が速いとされていて効果的にエネルギーとして活用することができます。

食後に血糖値が上がる現象自体は誰にでも発生するものですが、問題はその値です。一般的に、

- 健康な人は、空腹時の血糖値が80～110㎎／dl未満
- 糖尿病の人は、空腹時の血糖値が126㎎／dl以上

空腹時血糖値およびブドウ糖負荷試験（75gOGTT）による判定区分

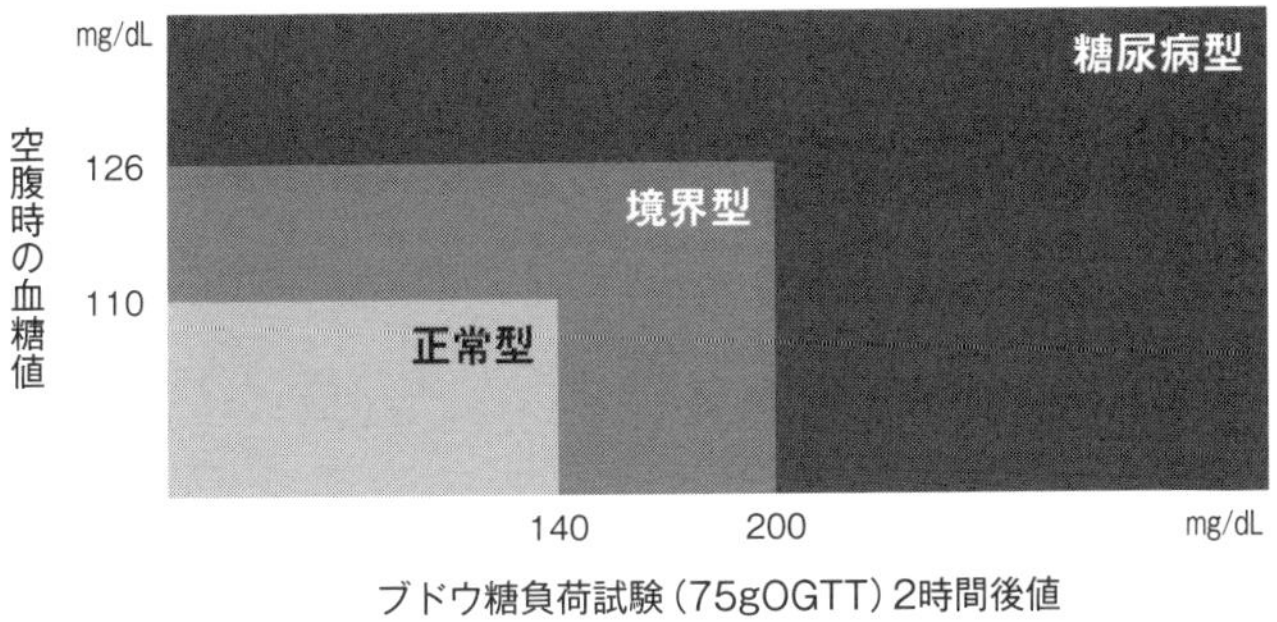

ブドウ糖負荷試験（75gOGTT＝Oral glucose tolerance test）とは、ブドウ糖を含んだ液体を飲んだ後に、30分後、1時間後、2時間後に採血をする検査です。

引用文献：『糖尿病治療ガイド 2020-2021』日本糖尿病学会編

となっています。

また食事をして２時間後の血糖値も糖尿病であるかどうかの参考にできます。

●健康な人は、１４０㎎／dl未満

●糖尿病が疑われる人は、２００㎎／dl以上

この間に血糖値が位置する人は「境界型」と呼ばれており、現状では糖尿病ではありませんが将来糖尿病に進行する恐れがあるため、速やかに医療機関への受診をおすすめします。

（片山隆司）

Q

2 インスリンとは何ですか？

インスリンとは、血液中の糖量をコントロールして減らす働きをするホルモンです。血液中の糖が増えると、すい臓から血中に分泌されます。インスリンの働きは、いわば「血糖のセールスマン」。私たちが食事をして血液中の糖が増えると、インスリンが全身いたるところで細胞のドアを叩き「新鮮な糖がたくさんありますよ。いかがですか？」と売り込んでくれるのです。

「糖」は細胞にとって大切なエネルギー源です。細胞は「ありがとう。もらっておくよ」とドアを開け、必要な量の糖を血中から取り込みます。また体内最大の製糖工場である肝臓（必要に応じて血中に糖を放出しています）は、インスリンがやってくると「血中に糖があるなら製糖はお休み」と糖を作るのを一時中止します。逆に「今後の製糖に備えて原料を確保しておこう」と血中から糖を取り込むように働きます。

インスリンは「糖」のセールスマン

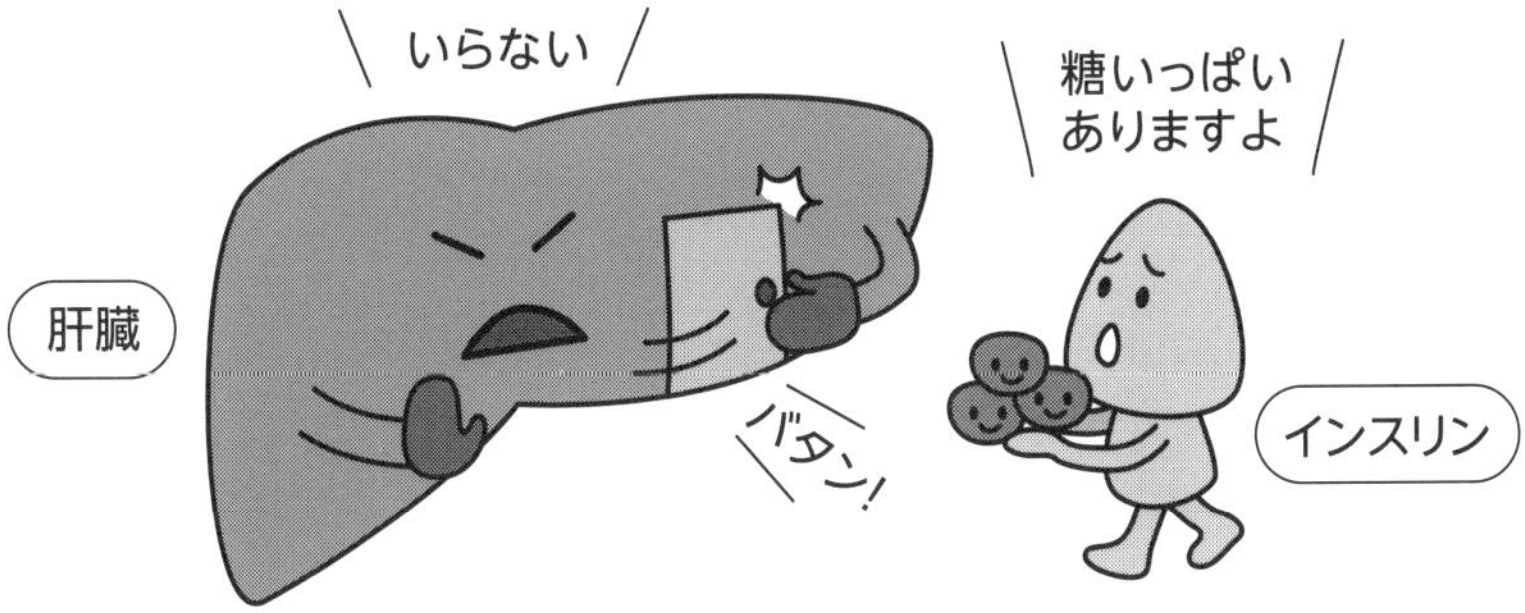
いらない
糖いっぱい
ありますよ
肝臓
バタン！
インスリン

インスリンは「糖」のセールスマンで肝臓や脳などに糖を売り込み、血糖値を下げる働きをします。太って内臓脂肪が増えると、インスリンが持ってくる「糖」を肝臓が受けとらなくなってしまい、高血糖になってしまいます。

インスリンの体内での働き

食事をする

↓

血液中のブドウ糖が増える

↓

すい臓のβ細胞が
インスリンを分泌する

↓

肝臓や脳などで、ブドウ糖が
利用されるのを助ける

↓

血液中のブドウ糖が使われて減る

このように、さまざまな細胞が血中から糖を取り込み、肝臓は血中への糖放出を一時停止します。その結果、血中の糖は減る（血糖値が下がる）わけです。

（工藤孝文）

Q3 血糖値が高い状態のままではなぜだめなのですか？

高い血糖値を下げる目的は「血管をダメにしない」ことです。

卵焼きを焼くときに砂糖を入れ過ぎると、焦げてしまいますよね。血管を流れている血液でも糖が多過ぎると同じ現象が起き、血管の壁に「お焦げ」が付くと考えてください。そして高血糖を放置するとこのお焦げがどんどん増えます。すると血管の内部は狭くなっていき最後には詰まって血液が流れなくなってしまいます。その結果が糖尿病の三大合併症である「神経障害」「網膜症」「腎臓病」です。さらに「脳卒中」や「心筋梗塞」の危険性も高くなります。これらはすべて、血管の詰まりが引き起こす病気です。

血糖値を下げる最終目的は、血管を健康に保ち、それにより合併症を予防することです。「人は血管とともに老いる」という医学の有名な格言を覚えておきましょう。

（工藤孝文）

Q4 太っていると、なぜ血糖値によくないのですか？

インスリンの働きが悪くなるからです。脂肪、特に内臓脂肪と呼ばれるお腹の内部の脂肪が付き過ぎると、インスリンを無視する細胞が増えてしまいます。糖が運ばれても無視し、細胞に取り込んでくれなくなります。さらに肝臓までインスリンを無視し「血中に糖は十分あります」とインスリンが訴えても、糖を作り続けるのです。これでは血糖量が下がるはずがなく、このようにして太った人には「高血糖」が出現するのです。

インスリンが無視される（インスリン作用が弱まる）この状態を、医学的に「インスリン抵抗性」と呼びます。インスリンが分泌されているのに血糖値が下がらない状態です。そして「脂肪の付き過ぎ」が、このインスリン抵抗性を引き起こす大きな原因だというわけです。

（工藤孝文）

Q5 糖尿病になると、どうなってしまいますか？

血液中のブドウ糖濃度が高い高血糖の状態（糖尿病）が続くと、血管、特に毛細血管の血流が遅くなり、血液中に含まれる中性脂肪やコレステロールなどの物質が沈殿して血管壁を厚く硬くし、動脈硬化を促します。また、沈殿物は血管内部をふさぐ血栓を作り心筋梗塞や脳梗塞などの原因になったり、手足の末梢血管が詰まるとえそ（組織が腐敗すること）を起こし、網膜の血管がもろくなって詰まると失明を招いたりします。

血管だけではなく末梢神経や知覚神経、運動神経など神経系への影響も強く、手足のしびれや痛みが生じ、さらに進行すれば感覚神経が麻痺して逆に痛みなどに鈍感になり、火傷を負っても気がつかないようなことも出てきます。自律神経がおかされれば内臓の働きにも悪影響を及ぼします。

糖尿病で特に怖いのは次に挙げる3つの合併症です。自覚症状がないまま高血糖状態が続き、気がついたときには合併症により全身の臓器が機能不全に陥っていることもあります。

糖尿病は合併症に注意すべき病気

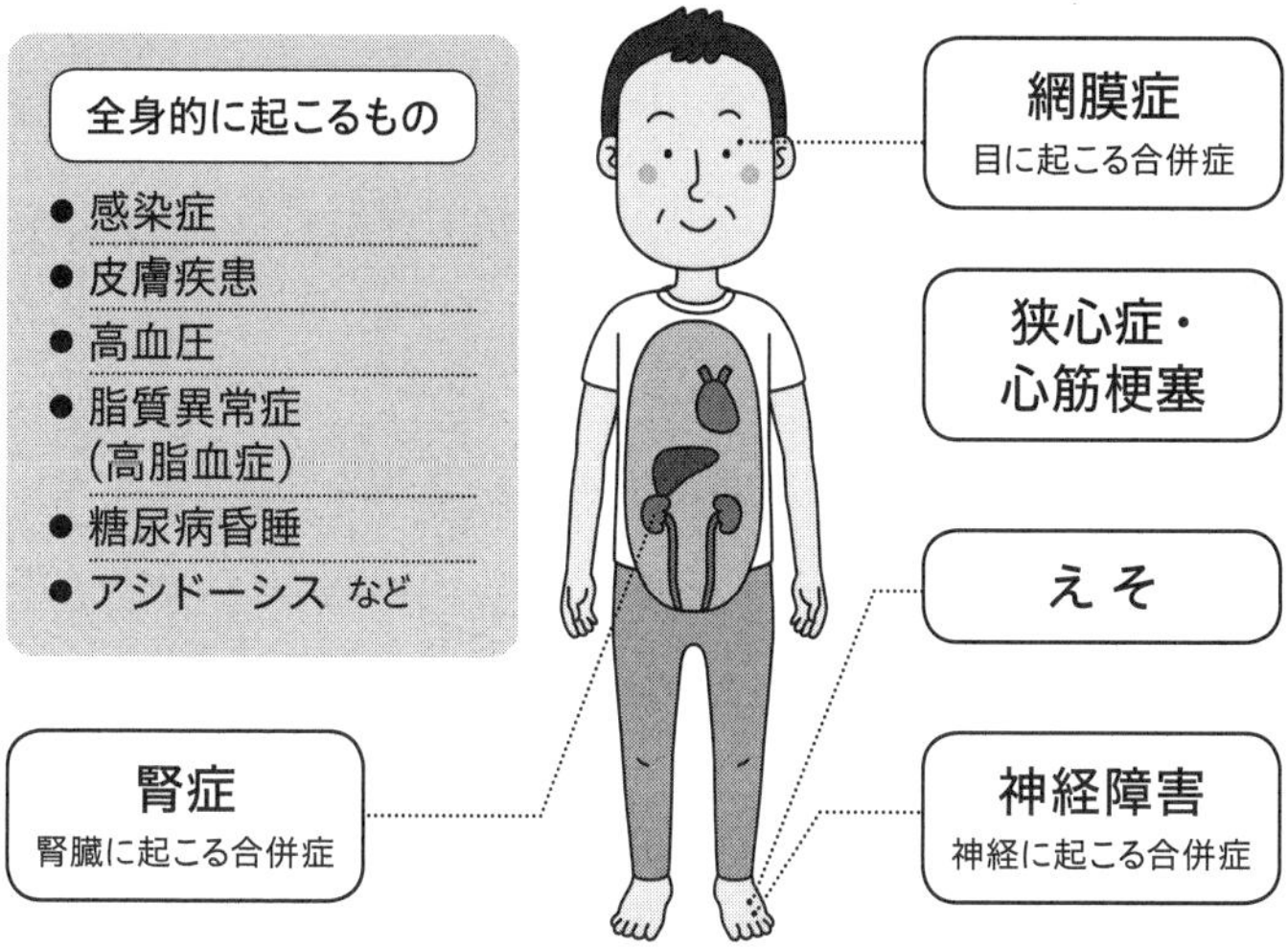

●糖尿病網膜症

視神経が分布している目の奥にある網膜の毛細血管が変性を起こしたり詰まったりして網膜症を発症。目のかすみや視力低下が主な症状で、網膜が剥離《はくり》して失明することもあります。

●糖尿病腎症

腎臓内にある細動脈の集まりである糸球体《しきゅうたい》を損傷し、ろ過機能が衰えて腎不全を起こします。

●糖尿病神経障害

手足の先の末梢神経、内臓の働きを司る自律神経、筋肉を動かす運動神経に障害が起き、神経麻痺や臓器の機能低下、筋力の低下などを招きます。進行すると歩行困難になることも。

（栗原毅）

Q 6 糖尿病になっている人は日本にどれくらいいるのですか？

糖尿病有病者の割合（20歳以上）

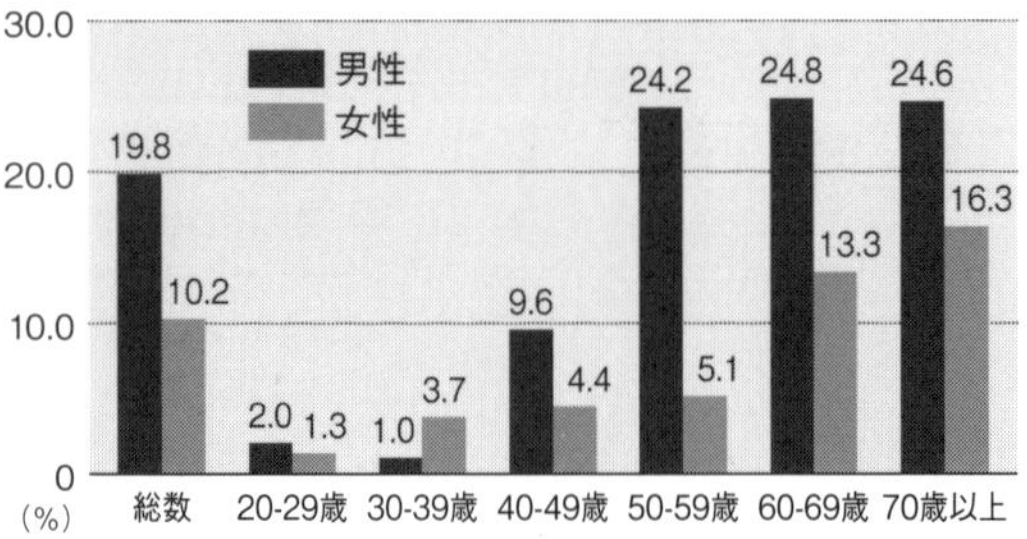

出典：2018年国民健康・栄養調査（厚生労働省）

食生活の欧米化、車の普及による運動不足、多忙で不規則な生活などが原因となり、生活習慣病の1つである糖尿病は年々増加傾向にあります。

厚生労働省の2018年「国民健康・栄養調査」によれば、70歳以上では男性の約4人に1人、女性の約6人に1人が糖尿病とみられ、全体では男性の19・8％、女性の10・2％が糖尿病有病者でした。また、糖尿病とは診断できないものの、糖尿病が強く疑われる人の割合（20歳以上）は、2018年の調査では男性13・5％、女性6・8％でした。

糖尿病は年齢とともに有病率が上がります。若いから大丈夫というわけではありませんが、高年齢の方は要注意です。（栗原毅）

Q 7 最近の日本人の糖尿病患者の特徴は？

高校生から30代まで、若年層の患者さんが増えていることです。

1型糖尿病の患者さんは小中学生に多いですが、最近では高校生くらいから、2型糖尿病患者さんの数の方が上回るようになりました。つまり今、大学生の糖尿病の患者さんを見ると、半分以上が2型糖尿病だということで、それは20年前なら考えられないことでしたが、今はもう疑問に思わなくなりました。そして数年前のデータですが、今30代の方が30年後に糖尿病になっている確率の推測が、なんと3人に1人という報告もありました。

私の考えではその原因として、深夜までのスマホや睡眠不足、仕事での過剰なストレスがあります。また、食生活の欧米化（いわゆるファストフード中心）による穀物摂取量の低下も挙げられます。多くの方が心配する、炭水化物あるいはカロリーの過剰摂取によりバランスのいい食事ができなくなっていることも問題です。さらに、その状態での運動不足も大いに関係するはずです。現代の生活スタイル全般が環境因子として大きく関与しています。

（坂本昌也）

Q8 糖尿病に種類はありますか？

糖尿病は4タイプに分類されます。

●1型糖尿病

免疫機能障害が原因で誤って自分の体を攻撃する自己免疫障害やウイルス感染などにより、すい臓のβ細胞が破壊され、インスリンが絶対的に不足して起きる糖尿病。インスリンが分泌されないので、生涯、注射で補充する必要があります。

●2型糖尿病

すい臓が作るインスリンの分泌量が足りなかったり、分泌はされているが働きが悪かったりして起きる糖尿病。原因は、もともと糖尿病になりやすい人が、過食、運動不足、飲酒・喫煙、ストレスなどの習慣を積み重ねた結果とされ、生活習慣病の1つです。日本人の糖尿病の90％以上を占め、かつては成人が中心でしたが、近頃は子どもにもみられます。

●特定の原因によるその他の糖尿病

すい臓のβ細胞やインスリン分泌に関する遺伝子異常や、すい炎・すい臓がんなどの病気、ステロイドなどの長期服用が原因で起きる糖尿病。原因が除かれれば改善される場合もあります。

●妊娠糖尿病

妊娠中は血糖値を高める各種のホルモンが分泌され、糖尿病になりやすくなります。大半の人は出産すると改善されます。

（栗原毅）

糖尿病には４タイプあります

糖尿病といっても発症原因も内容もさまざまです。日本人に多いタイプは2型糖尿病です。

１型

身体的な原因やウイルス感染によって起きます。若年層に多いですが、高齢者も発症の可能性があります。

２型

生活習慣が原因で高血糖状態が続くことで発症する、日本人に多いタイプです。

その他

すい臓がんなど他の病気や遺伝子異常によって起こる糖尿病です。

妊娠糖尿病

妊娠中に起き、生活習慣だけでなく、遺伝や高齢出産などが要因となります。

Q

9 糖尿病になるとお金がかかりますか？

〈インスリン療法なしの場合〉

毎月の血糖値とヘモグロビンＡ１ｃの測定・尿検査と、３ヶ月ごとの一般血液検査を行った場合、経口薬なしでは年間３万円前後、経口薬２種類ありでは、６万円前後が一般的です。

〈インスリン療法ありの場合〉

毎月の血糖値とヘモグロビンＡ１ｃの測定・尿検査・一般血液検査と、朝晩の自己血糖測定月60回を行い、経口薬１種類とインスリン２種類の場合、16万円前後が一般的です。いずれも自己負担割合３割の場合です。

合併症を早期に発見するためにも、毎月の検査を長年にわたって行う必要があることや、作用の異なる薬を組み合わせて処方することで血糖値の改善を図ることが多いことなどが、費用がやや高くなりやすい理由かと思います。合併症が加わるとさらに検査や薬が増え治療費が上がってしまうため、早期発見・早期治療が望ましいでしょう。

（市川壮一郎）

Q10 自宅でできる糖尿病や血糖値のチェックにはどのようなものがありますか？

基本的には血圧測定、体重測定、ＢＭＩの計算などですが、自己血糖測定器で血糖値を測ることもできます。その都度、指先に針を刺し血液を少量採って測るタイプ、腕に細い針でセンサーを取り付け、最長２週間いつでも血糖値が測定できるタイプなどがあります。腕にセンサーを取り付けるタイプのものについては、現在、保険が適用されるのは、重症の糖尿病の患者さんに対してのみです。例えば糖尿病予備軍の方が予防的に使う場合、自費となり、１万円前後かかると思います。

気軽に取り組める方法として私がクリニックで患者さんにおすすめしているのは、街のドラッグストアなどで簡単に入手できる検査紙で行う、尿糖検査です。

血糖値が１６０～１８０㎎／dl程度以上になると尿に糖が出るとされています。体の防御反応で、インスリンで対処できないレベルまで血中に増えた糖を、尿から排出しようとする仕組みが働くのだともいわれています。もちろん血糖値そのものを測っているわけではありませんので大まかな情報ではありますが、手軽に取り組める点がおすすめです。

「新ウリエース」（テルモ）という検査紙に、食事の2時間後にトイレで尿をかけます。血糖値は一般的に食後1時間から1時間半後くらいで最も高くなり、2時間程度で落ち着いてきます。その間に血糖値が高くなれば、2時間後には尿に糖が出てくるはずです。糖が出ていれば、検査紙が黄色から緑っぽい色に変化し、それにより〝あなたの食後血糖値が160㎎／dl以上であった可能性がある〟ということが分かるのです。つまり、直前にとった食事はあなたにとっては糖質が多過ぎる、ということになります。

これを毎食後でなくていいので定期的にチェックすれば、食事のコントロールの成果を実感でき、またご自身が何を食べると血糖値が上がりやすいのか、というご自身についての情報を蓄積することができ、大変有効だと思います。

（市川壮一郎）

Q11 血糖値が上昇して糖尿病になるときに、自覚症状はありますか？

急激に発症する場合と、慢性的な状態からゆるやかに発症する場合とで異なります。

生活スタイルの変化やストレスにより急激にヘモグロビンA1cが跳ね上がるケースがあります。そういう場合は、①体重が減る、②のどの渇きを訴える、ということが多く、それもコーラなどの甘い炭酸飲料をたくさん飲みたくなる方が、経験上は多いです。その状態が2、3か月続くと血糖値がどんどん悪化し、全身倦怠感が強くなり、入院となってしまいます。

毎年の健診でヘモグロビンA1cが6％台から小刻みに8％台まで上がっていくような場合、分かりやすい自覚症状はほぼなく、まさにサイレントキラーといえます。6％くらいでB判定がついた段階で、そのままではかなりの確率で糖尿病になると捉え、本気で生活習慣の改善に取り組むべきです。境界型の方こそ頑張っていただきたいです。

（坂本昌也）

Q 12
ストレスと血糖値は関係がありますか?

精神的、肉体的ストレスは、体にとって〝緊急事態〟です。これを速やかに回避しようと、ストレスホルモンであるアドレナリンなどが分泌されます。アドレナリンは、心臓や筋肉への血流量を増やし、心拍数や血圧が上昇、必要に応じた行動をすぐにとれるようにします。アドレナリンなどが全身の臓器にエネルギー源であるブドウ糖を供給しようと、肝臓に働きかけるので、血糖値が上昇します。健康な人では血糖値上昇を感知して、即座にインスリンが分泌され、ブドウ糖が筋肉などに取り込まれるので、血糖値は上昇しません。しかし、糖尿病の方では、インスリン分泌が低いため、血糖値が高くなるのです。ストレスを軽減しようと過食に走ったりして、悪循環を形成してしまいがちです。実は、慣れない、嫌な運動もストレスになるので、自分に合った、リラックスできる散歩などを励行しましょう。好きな音楽を聴いたり、親しい人と楽しい時間を過ごすなどして、ストレスは速やかに、こまめに発散させましょう。

（河盛隆造）

（ストレスが血糖値に影響する仕組み）

精神的・肉体的ストレスを受ける

ストレスの原因としては人間関係、仕事上のプレッシャー、経済的な悩み、病気、生活環境の変化、騒音問題、気候の寒暖などがあります。

▼

ストレスホルモンを多量に分泌する指令が出る

心身が疲労状態になると外部からの刺激に負けないよう、脳からストレスホルモンであるアドレナリンやコルチゾールを分泌する指示が出ます。

▼

アドレナリンやコンチゾールが体を活動的な状態に

アドレナリンやコルチゾールはストレスに対抗できるよう、血糖値を高め、体を活動的な状態にします。それにより、血糖値を下げるホルモンであるインスリンの働きや分泌が抑えらます。

▼

生活習慣病が誘発される

血圧上昇、心拍数増加、免疫力の低下などが起こり、その状態が続くと生活習慣病を引き起こします。

Q13

血糖値を抑えてくれる、おすすめのストレス解消法はありますか？

ストレスの解消には、趣味に没頭する、旅行などをして非日常の世界に身を置く、友人とコミュニケーションを楽しむなどさまざまな方法があります。中でも手軽なのは入浴です。心身両面のストレスを解消し、リラックスさせてくれます。

入浴は、やや低温の38〜39℃くらいの湯にゆっくりつかることで、自律神経をリラックスさせる副交感神経が働き、疲労が回復していきます。また、入浴による適度なエネルギーの消費は、血行を促してインスリンの働きをよくするので糖尿病の予防になります。ただし42℃以上の熱い湯に長時間つかると、交感神経を刺激して体を緊張させストレスを高めますし、脱水症状から高血糖になることがあり、注意が必要です。

糖尿病による合併症がある場合は、医師から適切な入浴方法について指示を受けましょう。

（栗原毅）

Q14

糖尿病にはやく気づく方法はありますか？

健康診断では一般的に「空腹時血糖値」を測ります。それは、もし食後でいいとなると、人により食事内容にばらつきが生じ、受診者全体の食事内容を標準化できなくなるため、データを画一的に評価することが難しくなるからです。また、中性脂肪の値も食事の量や種類に大きく影響されます。このような理由から、健康診断では、あくまで空腹時での血液検査が行われているのです。

しかしながら、耐糖能異常を抱える人では、「空腹時血糖値」が上がる5年ほど前から「食後血糖値」が上がり始める傾向が認められます。そのため、早期より耐糖能異常を捉えるという観点からは、「空腹時血糖値」はあまり感度のいい指標とはいえません。

ですから、ときにはあえて食事をしてから血液検査を行い、自分の「食後血糖値」を知っておくことが、糖尿病にはやく気づくための1つの方法ではないかと考えます。

（山岸昌一）

Q 15 糖尿病の治療方法はどのようなものですか？

糖尿病治療の基本は1日の血糖値を安定していい状態に保つことです。そのためには食事療法と運動療法を欠かすことができず、軽症でインスリン（血糖値を下げるホルモン）分泌が保たれていればそれだけで、血糖値が改善するケースもあります。改善しない場合は薬物療法が必要です。インスリンの分泌量は個々によって異なります。当院では糖尿病食を患者さんに提供し、食前・食後に血糖値とインスリン値を測定する食事負荷試験を行っています。個々のインスリン分泌能力を把握することで、各々に適した治療法選択が可能となります。日々の生活習慣が血糖管理に反映されるため、個々のライフスタイルに合った持続可能な食事・運動療法を見つけることが大切です。糖尿病歴が長くなればなるほど、残念ながら薬のみで良好な血糖コントロールを持続することは難しくなり、薬もどんどん増えてしまう傾向にあります。その一方、患者さん自身が積極的に治療に取り組めば減薬も可能です。安定していい血糖コントロールを維持するには、医師や管理栄養士と協力し主体的に治療に取り組むことが大切です。（岡本亜紀）

Q16 ２型糖尿病になってしまったら、治らないのですか？

以前は一般に、２型糖尿病を発症したら二度と元の状態には戻らず、一生付き合っていかなければならないと考えられていました。それは、糖尿病が発症した時点で、血糖を低下させるホルモンであるインスリンを分泌するすい臓のβ細胞のうち、５割はすでに働かなくなっていて、２割はすでに死んでいて再生できない、つまり２型糖尿病は発症してしまったら治らないと考えられていたからです。

ところが２０１７年の欧州糖尿病学会でイギリスのテイラー教授が、食事と運動によって体重を減らせば、糖尿病が治った状態を維持できる、つまり「寛解《かんかい》」する、と発表したのです。ただし発症後早期のうちに生活習慣を改善し体重をコントロールできたら、という条件付きです。２型糖尿病は肥満や脂質異常症などを合併したメタボリックシンドロームを基盤に発症します。テイラー教授によると脂肪というものは、まず皮下に蓄えられます。皮下に蓄えることができる脂肪の量には個人差があり、それがいっぱいになってしまうと次は肝臓に蓄えられるようになり、さらにそれもいっぱいになると、今度はすい臓に蓄えられます。脂肪がたまる順番は、皮下→肝臓→すい臓の順なのです。肝臓に脂肪が過剰に蓄積してしまうと、インスリンが効きにくくなり（これをインスリン抵抗性といいます）、すい臓がますますインスリンを生産するようになり、さらに脂肪がたまりやすくなるという悪循環が始まります。やがてβ細胞が疲弊してしまい、インスリンが生産されなくなってしまいます。テイラー教授は、肝臓とすい臓の両方に蓄積した脂肪が糖尿病を引き起こしている、と考えています。

教授の研究の結果によって、肥満を解消し、肝臓やすい臓にたまった脂肪を減らせば、今まで不可逆的だと考えられていたものが実はある条件下では可逆的である、糖尿病を発症する前の状態に戻すことができる可能性があるということが分かってきたというわけです。

さらに、近年では新薬の開発の効果も大きくあり期待されています。糖尿病の進行を食い止める可能性のある薬や、ぎりぎり糖尿病と診断される以前の境界型の段階で発症を予防するために服用できる薬もあります。ぜひ早く発見し、早期寛解を目指し生活習慣の改善に取り組んでいただきたいです。

（坂本昌也）

第2章

血糖値を理解するための質問

Q

17 ヘモグロビンA1c（HbA1c）とはどういう数値ですか？

「ヘモグロビンＡ１ｃ」とは血糖値の目安となる数値です。基準値は６・０％未満です。この数値は「体温」に例えて次のように考えてください。

「６％：平熱（36度）、７％：微熱（37度）、８％：高熱（38度）」です。つまりヘモグロビンＡ１ｃが６％だったら、体温36度と同じように特に問題ありません。７％は微熱。少し辛いけど寝込むほどではない。８％は38度ですから薬を飲むか医師に診てもらった方がいいでしょう。

実はこの「微熱」の時点で、まったく自覚症状がないにもかかわらず、すでに血管は健康でなくなりだしています。この時点から血糖値を下げた方が、腎臓病や脳卒中などの合併症を遠ざけることができるのです。ヘモグロビンＡ１ｃ７％は「病気とは断言できないですが、そろそろ本気でケアを始めた方がいいですよ」という、「糖尿病予備軍」の状態です。

（工藤孝文）

（血糖値コントロールの目標）

	目標	ヘモグロビンA1c（%）
コントロール目標値※4	血糖正常化を目指す際の目標 ※1	6.0 未満
	合併症予防のための目標 ※2	**7.0** 未満
	治療強化が困難な際の目標 ※3	8.0 未満

治療目標は、年齢、罹病期間、臓器障害、低血糖の危険性、サポート体制などを考慮して個別に設定します

引用文献：『糖尿病治療ガイド 2020-2021』日本糖尿病学会編

※1）適切な食事療法や運動療法だけで達成可能な場合、または薬物療法中でも低血糖などの副作用はなく達成可能な場合の目標とする。

※2）合併症予防の観点からヘモグロビンA1cの目標値を7％未満とする。対応する血糖値としては、空腹時血糖値130mg/dL未満、食後2時間血糖値180mg/dL未満をおおよその目安とする。

※3）低血糖などの副作用、その他の理由で治療の強化が難しい場合の目標とする。

※4）いずれも成人に対しての目標値であり、また妊娠例は除くものとする。

Q 18 親が糖尿病だと、子どもも糖尿病になりやすいですか？

親が糖尿病の場合、子どもも糖尿病になりやすいといわれています。両親が2型糖尿病の場合に子どもも発症する確率は約58％、片親がそうである場合は約27％という報告もあります。

その理由はまず遺伝子です。食べたものを体に効率よく蓄積するタイプの遺伝子のことを「倹約遺伝子」といい、このタイプの遺伝子を持つことは飢餓の時代には生存に有利でした。日本人には白人に比べそのような人が高い割合で存在し、それが飽食の時代を迎え逆にマイナスに作用、糖尿病になりやすい体質となってしまったのです。

2つ目の理由は食生活で、親が糖尿病になりやすい食生活をしていた場合、子どもも幼少期からそれを普通と思い育ってしまいがちです。

ですが、親が糖尿病でも、食生活に気をつければ発症のリスクは下がります。遺伝だからと諦めず生活習慣の改善に取り組みましょう。

（坂本昌也）

Q19 血糖値スパイクとは何ですか？ それの何が問題なのですか？

食事をして糖が体に入っても、健康な人であれば5分程度でインスリンが分泌し、血糖値が急激に上がることはなく、ゆるやかに上がって元に戻ります。

そのインスリンの働きが遅れたり、働いても不十分だったりすると、血糖値が急激に上がり、遅れて作用したインスリンによってまた急激に下がります。そのような血糖値の乱高下を「血糖値スパイク」と呼びます。

この血糖値スパイクを頻繁に繰り返すことによって血管が内皮障害を受けてしまうことが問題なのです。

ダメージを受けた血管に炎症が起き、血栓ができたり血管の壁が厚くなっていきます。その結果、脳の血管なら脳梗塞、心臓の血管なら心筋梗塞、また血栓もできやすくなり不整脈を引き起こしたりと、あらゆる疾患のリスクを上げてしまうのです。特に高血圧は脂質異常症を合併している場合、さらに危険率は上がってしまいます。

（坂本昌也）

Q20

空腹時血糖値が正常範囲内で、やせています。糖尿病の心配はないですか？

健診では空腹時血糖値を測定しますが、その値が基準を超えるときはすでに糖尿病を発症している可能性が高いです。先に食後血糖値の方が上がり始めるため、糖尿病の予防の観点では、そちらの方が大切です。食後血糖値が上がり過ぎていないか、インスリンがそれを下げようと過剰に出て血糖値が今度は急降下する血糖値スパイクが起きていないか、を知るべきです。

また日本人は欧米人と比べインスリンの分泌が少ない方が多く、血糖値が高いのに太らないだけ、というケースが多いです。私の患者さんにも若くスマートな女性がいますが、甘いものをたくさん食べても太らないので、食生活に問題があると気づかず過ごしてきたのです。このような方はインスリンが食後かなり遅れて効いてくるため「反応性低血糖」という症状を起こすことがあります。食後数時間経って、ひどい眠気や動悸・冷や汗などの症状が出るようになり、自身で調べてはじめて糖尿病の可能性に気づき来院するのです。空腹時血糖値が正常でやせていても、血糖値スパイクや糖尿病の可能性は否定できません。

（市川壮一郎）

Q21 糖尿病だとなぜ脂質(コレステロール)に気をつけなければいけないのですか？

コレステロールが余分に増え過ぎると、血管内に付着していき、プラークという脂質の固まりができます。それによってやがて血栓（血の固まり）ができ、血管が急激に詰まってしまうのです。そもそも糖尿病の人は血管が傷んでおり、そこへさらにそのようなことが合併することで、動脈硬化がますます進んでしまうのです。

以前は、「糖尿病といえば血糖値のコントロール」というばかりでしたが、近年になって、「糖尿病といえば血糖値・血圧・脂質（コレステロール）のコントロール」という考え方に、世界的にシフトしています。米国心臓学会は「糖尿病とともに生きる人は血糖値にばかり目を向けがちですが、血糖値だけでなくコレステロールの管理も重要であることに目を向けてほしい。血圧コントロールや肥満・メタボを改善することも重要だ」としています。

また血圧や血糖値については、下げ過ぎることで発生するリスクが常に伴います。しかしコレステロールはそのリスクが低く、３つの要素では一番コントロールしやすいのです。（坂本昌也）

Q

22 他に何もマイナス要素がないのに、悪玉コレステロールだけが高いのですが？

多くの患者さんに接していますが、「食生活には普通以上に気をつけていて、運動もしている、肥満にもなっていない。それなのになぜか悪玉コレステロールが高い」という方が時々いらっしゃいます。

それは、悪玉コレステロールは食生活による影響はそれほど受けず、体質による影響の方が大きいからなのです。もちろん、例えばイクラなどの食べ物が好物で明らかにとり過ぎていて、それを控えることで数値が改善する方もいますが、それは一部に過ぎません。

体質によるところが大きい上、どんなに食生活に気をつけても悪玉コレステロールは加齢とともに上昇していきます。そして悪玉コレステロールが高い状態が続けば、動脈硬化が進んでいき、心筋梗塞や脳卒中のリスクは高くなってしまいます。

２０１８年に米国でもコレステロール管理のガイドラインが改訂され、コレステロールの中でも特にＬＤＬコレステロール（悪玉コレステロール）に重点的に着目し、強力にコントロールしていこうという主旨になっています。

ですから悪玉コレステロール値が一定以上高い状態が続いている方は、一度動脈硬化の進行を確認していただくのが必須です。そして、適切なタイミングでスタチンなどの薬を飲み始めることを私はおすすめしています。スタチンという薬は筋肉痛などの副作用を恐れて拒否される患者さんもいらっしゃいますが、きちんと医師の指導通り服用していれば、副作用の確率は非常に低いと考えます。

（坂本昌也）

Q23 女性は60代、70代になると糖尿病にかかりやすくなるのですか？

糖尿病の患者さんは年代によって男女差がみられます。40代くらいまでは男性に多い傾向ですが、50代以降になると、女性の割合は男性に近づきます。その理由として一番に挙げられるのが女性ホルモンとの関係です。

日本人女性の平均閉経は55・5歳ですが、その10年以上前から徐々に卵巣機能が低下し始めます。それに伴い、女性ホルモンの分泌量も減少しつづけ、閉経を迎えるころにはほとんど分泌されなくなります。卵巣で作られる女性ホルモンにはエストロゲンとプロゲステロンがありますが、特に糖尿病と関係の深いのがエストロゲンです。

このエストロゲンはインスリンの働きを高めることが分かっており、そのホルモンが充足している時期の女性はいわばエストロゲンに守られており、男性と比べて糖尿病になりにくい状態にあるといえます。したがって、エストロゲンの分泌が低下してくるにつれ、インスリンの働きが悪くなり、より糖尿病になるリスクが高くなります。

その他にも、更年期以降の女性が糖尿病を発症しやすくなる背景には筋肉も関係しています。筋肉は糖を取り込み、その糖をグリコーゲン（ブドウ糖がたくさん連なった多糖類）として貯蔵する働きをしています。エストロゲンの低下は筋力低下、筋萎縮につながることが分かっています。よって更年期以降では筋肉での糖の取り込み能力が低下し、さらには筋肉量も減少するため、グリコーゲンの貯蔵も十分に行えない状態となります。その結果、より高血糖になりやすい状態になると考えられます。

筋肉量の低下は、基礎代謝量の減少にもつながることから、消費エネルギー量が低下し、太りやすくなります。結果、体脂肪が増え、脂肪細胞から分泌される生理活性物質の作用により、さらにインスリンの働きが低下するという負のサイクルに陥りやすくなります。

エストロゲンという女性にとっての守り神がなくなってしまう更年期以降、どのようなリスクがあるのかをあらかじめ知り、若いころからバランスのいい食事、運動習慣を身につけることで、糖尿病を未然に防ぐことは可能ですので、女性の皆さんにはぜひそのように取り組んでいただきたいです。

（岡本亜紀）

Q24 クレアチニンとは何ですか？

クレアチニンは、クレアチニンリン酸という筋肉が運動するためのエネルギー源が、代謝された際の老廃物です。通常、クレアチニンは腎臓でろ過され、尿中に排泄されるため、血液中のクレアチニンの増加は腎臓の機能低下を意味します。

長期にわたり高血糖状態が続くと、腎臓の中のろ過装置である糸球体の毛細血管が障害され、尿中に微量な蛋白（アルブミン）がみられるようになります。かつて糖尿病の合併症である糖尿病性腎症の経過は以下のような典型的な経過をたどると考えられていました。腎症の初期には尿蛋白は出現するものの、その段階では血中クレアチニンは基準内におさまっており、腎機能が悪化するにつれ、尿蛋白はさらに増加し、そのころになってようやく血中のクレアチニンが上昇するという経過です。よって血中クレアチニンの値だけで初期の糖尿病性腎症の有無を判断することは困難で、血中のクレアチニンが上昇し始めるころには、腎臓の機能がすでに著しく低下しているケースが多く、場合によっては血液透析療法の導入の検討が必要となってしまいます。

近年、尿蛋白が出ていないにもかかわらず血中クレアチニンが上昇するという、非典型的な経過をたどる糖尿病患者の腎臓病が増加していることが分かりました。これは糖尿病によって動脈硬化がより速く進行することで併発しやすい動脈硬化症、高血圧、さらに糖尿病患者に多い肥満、脂質異常症の合併が腎臓に影響したものと考えられています。そこで最近では糖尿病性腎症から糖尿病性腎臓病という呼び名に変更されています。

つまり糖尿病患者の腎臓病には、高血糖による影響が部分的に関与しているが、糖尿病以外の動脈硬化性疾患（高血圧、脂質異常症）や肥満等も複合的に関与しているということです。そのため糖尿病患者さんの腎症の進行を防ぐためには、血糖管理はもとより、降圧、脂質、体重管理なども同時に行うことが求められます。いずれにせよ、腎症を早期に見つけるためには、血中のクレアチニンと尿蛋白（尿中アルブミン）を定期的に検査してもらうことが大切です。

（岡本亜紀）

Q 25

最近AGEという老化に関わる物質のことを聞きますが、糖尿病に関係ありますか？

ＡＧＥは「エージーイー」と読みます。日本語で「終末糖化産物」のことです。たんぱく質は20種類のアミノ酸からできています。フランスの医学者ルイ・カミーユ・メイラードは、１９１２年にアミノ酸と糖を一緒に加熱すると褐色になることを発見し、この反応は彼の名にちなんで「メイラード反応」と呼ばれています。ホットケーキがこんがりとしたキツネ色になるのも、小麦粉に含まれる糖と、卵に含まれるたんぱく質が加熱されるからなのです。キャラメル、せんべい、ビール、コーヒーなどは、すべてメイラード反応を経てあのような褐色になっているのです。

そしてこのメイラード反応は食品中だけではなく、私たちの体内でも起こっています。人間の体の中にも、ブドウ糖などのさまざまな糖と、体の組織を作るたんぱく質がたくさん存在し、それが体温で常にゆっくりと温められています。メイラード反応は、正常の血糖値のレベルでも起こってきます。実際、健康診断で糖尿病の判定に使われるヘモグロビンＡ１ｃは、ヘモグロビンというたんぱく質に糖が結合した割合を示したものですが、正常者でも５・０％程度存在しています。そして、長期にわたって高血糖状態が続くと、さまざまなたんぱく質は糖化変性を受け、ＡＧＥという最終産物ができていきます。ＡＧＥまで進んでしまったたんぱく質は、長く生体内にとどまり、蓄積されていくのです。

体内にたまったＡＧＥは、それぞれの場所で炎症を引き起こし、細胞や臓器を傷つけていきます。すい臓にＡＧＥがたまると、インスリンを作る細胞が壊れていき、インスリンの分泌が悪くなり、糖尿病になりやすくなります。ＡＧＥが脂肪や筋肉にたまると、インスリンの働きがうまくいかなくなる、インスリン抵抗性が起こります。

このように、ＡＧＥは糖尿病発症の原因にもなっているのです。

（山岸昌一）

Q26 低血糖とはどういうものですか。低いのに問題があるのですか？

高血糖が長期間続くことが、いろんな病気を引き起こすことに議論の余地はありません。しかし、血糖値は低ければ低いほどいいかというと、それほど話は簡単ではないのです。

人間の体には、基本的にエネルギー源としてブドウ糖しか使えない2つの臓器があります。1つは脳、もう1つは赤血球です。

血糖値が下がり過ぎると脳のエネルギー代謝がうまくいかなくなり、脳が活動できなくなってしまいます。極端な場合、意識を失ったり昏睡状態になってしまいます。

また、赤血球は体中に酸素を運搬しています。血糖値が下がり過ぎると、赤血球は酸素をうまく運ぶことができなくなります。

このように低血糖は、体を深刻な影響を与えるのです。

（山岸昌一）

Q27 低血糖になると自覚症状はありますか？

人間の体は、低血糖を回避するため、何重ものバックアップシステムを持っています。そのため、正常であれば、数日間食事を抜いたりしても、血糖値が極端に下がり過ぎることはありません。

ところが糖尿病の患者さんは、血糖値を下げる薬を飲んでいたり、インスリンの注射を打っていたりします。そのため、いつもと比べて食事の量が少な過ぎたり、忙しくて食事をとる時間が遅れたり、普段より活動量が多かったりすると、血糖値が下がり過ぎ、低血糖が起こってしまうのです。

低血糖になると、交感神経が活性化し、何とか血糖値を元に戻そうとします。そのため、低血糖のときには、冷や汗が出たり、動悸が起こったりします。空腹感とともにこのような症状が出たときには、低血糖が起こっている可能性がありますので、急いで何かを食べる必要があります。低血糖対策として、飴などを持ち歩く方もいますが、飴は吸収に時間がかかるため、すぐには血糖値が上がってくれません。すぐに甘いジュースやブドウ糖液をとるなどして、早急に対応することが必要です。

また、糖尿病歴が長く自律神経障害が出てしまっているような方は、交感神経の活動が鈍っていて、低血糖のときに上記のような警告症状が出てくれません。そのため、低血糖を自覚できず、いきなり、意識障害を起こしてしまう場合もあります。これを無自覚性低血糖症といいます。

自覚症状がないので、食事のタイミングや活動量がいつもと違うことが予想される場合に、あらかじめ何か食べておいたり、薬の量を減らしておくなどの事前の対応策が必要です。そしてこまめに血糖値をチェックするべきでしょう。

（山岸昌一）

第3章

検査・薬に関する質問

Q28 尿アルブミン検査とは何ですか？必要ですか？

糖尿病の3大合併症の1つに腎症があり、透析になる原因疾患の1位となっています。その腎症をいち早く発見するための1つの手段として、尿アルブミン検査は重要です。もちろん、尿アルブミン値が正常なまま腎機能が落ち、腎不全を経て透析にいたるケースもあります。したがって、腎症が進行していく方すべてで尿アルブミン検査が異常になるわけではありません。しかし、この検査の異常は、将来、腎症が進行したり、心臓病を起こすことを予知するマーカーでもあります。ですから腎症に気づくための初期の検査として大変、有用なものだといえます。

ただ結果を判定する際、注意点があります。風邪をひいていたり、運動の後や生理中では、尿アルブミン検査が異常となることがあるのです。また、体のコンディションにより数値がばらつくことも知られています。したがって、通常は何回か検査をして結果を判断します。これらの理由から、尿アルブミン検査が十分に行われていないのが現状です。糖尿病の診断を受けているのにこの検査をしたことがない、という方は、ぜひ受けてみてください。

（山岸昌一）

Q 29 糖尿病の薬にはどのようなものがありますか？

血糖値は、食事や運動によってコントロールするのが望ましいですが、治療薬に頼ることもあるでしょう。糖尿病の薬には、「インスリンの分泌を促す薬」「インスリンの効きをよくする薬」「糖の吸収を抑制して食後の血糖値の上昇を抑える薬」「糖を尿中に排出させる薬」があります。糖尿病のタイプにより選ぶ薬も変わってきます。（片山隆司）

（糖尿病の薬のタイプを知ろう）

糖尿病の薬には、「インスリンの分泌を促す薬」「インスリンの効きをよくする薬」「糖の吸収を抑制して食後の血糖値の上昇を抑える薬」「糖を尿中に排出させる薬」があります。「インクレチン関連薬」は、「インスリンの分泌を促す薬」の1つです。

経口薬物療法

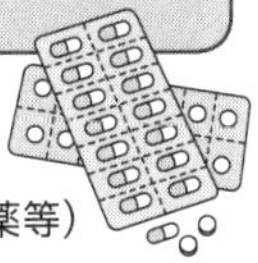

1. インスリン抵抗性改善薬
2. インスリン分泌促進系
   → 含インクレチン関連薬（DPP-4阻害薬等）
3. 糖吸収・排泄調節系

注射薬物療法

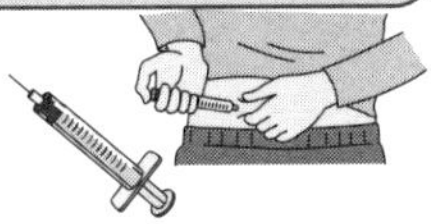

1. インスリン療法
2. インスリン以外の注射薬：
   GLP-1受容体作動薬

その他の併用療法

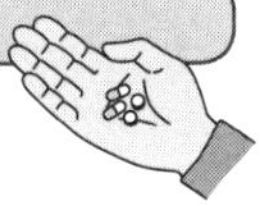

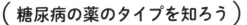

1. 糖尿病に合併した高血圧治療薬
2. 糖尿病に合併した脂質異常症治療薬
3. 糖尿病合併症に対する薬剤

Q30 インクレチン関連薬とは何ですか？

インクレチンとは食事をとるとすぐに小腸などから分泌され、すい臓を刺激しインスリンの分泌を促すホルモンです。ところがその働きが2型糖尿病患者さんでは不十分であったり、分泌されてもすぐに体内でDPP-4という酵素によって分解されてしまいます。そこで2009年に、分解されにくくしたインクレチンを注射する薬（GLP-1受容体作動薬）や、インクレチンが分解されないようにしたDPP-4阻害薬という飲み薬が開発されました。

これらのインクレチン関連薬はブドウ糖が増えたときだけ、インスリンを分泌させます。従来の薬は、低血糖やすい臓への悪影響が心配されましたが、インクレチン関連薬はこのような副作用はほぼありません。

飲み薬にはDPP-4阻害薬であるジャヌビア、グラクティブ、エクア、ネシーナ、トラゼンタなどがあり、1日1～2回または1週間に1回、生活にあわせて服用できます。

注射薬にはＧＬＰ-１受容体作動薬であるビクトーザ、バイエッタ、トルリシティなどがあり、1日1～2回、あるいは週に1回、朝か夕方に皮下注射を受ける必要があります。

また、ＧＬＰ-１受容体作動薬とインスリンとの配合注射薬もすでに登場しております。

さらにまもなく同カテゴリーの飲み薬も発売されます。これまでＧＬＰ-１受容体作動薬には注射薬しかなく、飲み薬の発売ははじめてです。

これらを活用して、上手に血糖値をコントロールしましょう。

（片山隆司）

Q 31

SGLT2阻害薬とはどのような薬ですか？

血液中の糖は、腎臓の糸球体を通過し血液から原尿（尿のもととなる液）にいったん出た後、尿細管を通過する間に再吸収され血液に戻ります。この、糖の再吸収を担うのがSGLT2というたんぱく質です。SGLT2の働きにより、通常は尿に糖が出ることはありません。SGLT2阻害薬はそのSGLT2の働きを妨げることで糖の再吸収を抑制し、糖を積極的に尿に排出します。その結果、血糖降下が期待できる薬剤として、2014年から糖尿病治療薬として使用されています。この薬は、すい臓に働きかけてインスリン分泌を促す既存の薬とは異なり腎臓に作用する点や、単独では低血糖を起こさず安全に使用できる点でも画期的です。また患者さんのインスリン分泌能力に関係なく使用でき、インスリン分泌が枯渇した1型糖尿病の患者さんにも使用できます。

この薬を服用する上では、注意点がいくつかあります。この薬は糖を積極的に尿中に排泄するため、服用後2週間程度は尿量が増加し体内の水分が減少しやすくなります。血液中の水分が減ると、いわゆるドロドロ血液になり、脳梗塞などの危険性が増します。そのため特に服用初期の約２週間は５００ccペットボトル１本分の水分を普段より多く摂取するようにしてください。一度にたくさん摂取しても腸での吸収が追い付かず尿となって排泄されるため、30分おきに数口ずつこまめにとることがポイントです。なお、服用後２週間を超えると増加した尿量はもとに戻るという報告がされています。また女性の場合、糖分を多く含む尿が排泄されることで膀胱炎を発症しやすくなります（後述）。高齢の男性では前立腺肥大症による頻尿を認める場合があり、この薬によってそれが悪化しＱＯＬ（生活の質）が低下する恐れがあります。ときには夜中に何度も尿意で目が覚め、睡眠障害を引き起こす原因にもなりかねません。内服早期に出現する頻尿の対応が難しい職種、特にタクシー運転手や長距離ドライバー、店舗販売、電話のオペレーターの方には自由にトイレに行ける環境にあるかなど、確認しておく必要があります。

この薬は血糖改善以外にも、体内の糖を強制的に排出するため、体重減少も期待できる薬です。過去の臨床データ、当院での経験上からも肥満者では減量効果が認められています。しかし、その減量効果には限界があるため、食事療法と運動療法との併用は欠かせません。

（岡本亜紀）

Q32 インスリン注射は、1型糖尿病の人しか打たないものですか？

2型糖尿病の患者さんでも、インスリンが足りない、働きが悪い状態となってしまい、飲み薬だけでは改善ができない場合は、必要なインスリンを注射で補うことがあります。さらに最近では、飲み薬で疲れてしまったすい臓を一時的に休ませる目的で、2型糖尿病でも早期にインスリン注射を打ち始めるケースもあります。

すい臓が元気になったらまた飲み薬に戻すこともあります。インスリン注射は、重症の患者さんのための最後の手段、というイメージは誤りです。

（市川壮一郎）

第4章

他の病気との関連についての質問

Q 33

糖尿病と歯周病は関係があるのですか？

むし歯とともに、歯科の代表的な病気に歯周病があります。これは歯周病菌という菌が歯を支える歯周組織をむしばみ、やがて歯が抜ける病気です。歯が欠けると物を噛むことが難しくなり食べ物を摂取しにくくなりますが、それだけではありません。

最近、この歯周病が糖尿病を誘発することが分かってきました。歯周病が悪化すると歯周病菌やサイトカインという炎症を起こす物質が血液中に入り、インスリンの働きを低下させ糖尿病を発症させます。

歯周病予防は糖尿病の予防にもつながります。歯周病になりやすい生活習慣を改善するとともに、丁寧な歯磨きを心がけて歯周病を予防しましょう。

歯周病の原因は、口の不衛生や乾燥などの「口の環境」、喫煙・不規則な生活・ストレスなどの「生活習慣」、病気などの「全身症状」に分けられます。

歯磨きはこのうち「口の環境」に関係します。歯周病の原因となるプラーク（歯垢）や歯

（ダラダラ歯磨きで歯周病予防）

歯磨きをするときは「ダラダラ歯磨き」にトライしましょう。
歯磨きが気分転換になり、食べ過ぎを防ぐことができます。

1　テレビを見ながら歯を磨く

歯磨き粉をつけずに、テレビを見ながら10分以上、歯を磨きましょう。お気に入りの番組を見ながらだとあっという間に時間が過ぎるはず。

2　CMの間には歯間ブラシを

歯周病予防の効果倍増のために、歯間ブラシを使いましょう。鏡で歯と歯の間や、歯の状態を確認しながら磨くといいでしょう。

3　歯磨き粉は最後に少しだけ

歯磨き粉は最後に少しだけつけましょう。口の中がさっぱりする程度でOK。たくさんつけると磨き足りないのに満足してしまいます。

歯磨きの効果を高めるポイント

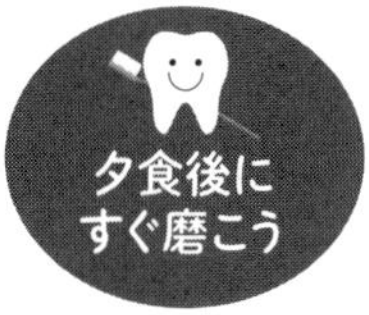
夕食後に
すぐ磨こう

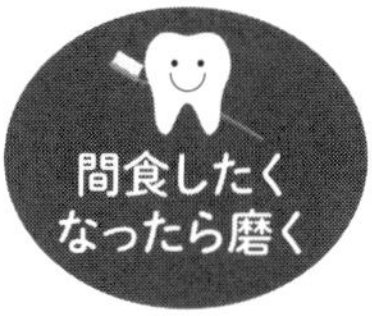
間食したく
なったら磨く

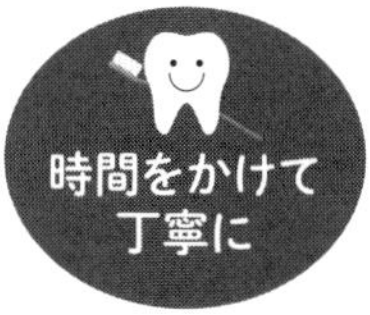
時間をかけて
丁寧に

周病菌を清掃によって除き口の清潔を保ちましょう。歯磨きのポイントは、さっさと終わらせるのではなく、「時間をかけて」「唾液が出てくるまで」丁寧に磨くことです。歯磨き粉をつけずに歯ブラシを鉛筆のように握って、歯の表面に当て、歯と歯の間には、必要なら歯間ブラシやデンタルフロスを使いながら、磨き残しがないように、10分以上磨きます。磨き終わったら最後に歯磨き粉をつけてさっと磨きます。

（栗原毅）

Q34 高血糖と認知症は関係があるのですか？

高血糖と認知症は関係があるということが、最近分かってきました。認知症にはさまざまな種類がありますが、「アルツハイマー型」「レビー小体型」「脳血管型」の3つで約85％を占めています。糖尿病の高齢者はそうでない高齢者と比べて「アルツハイマー型」と「脳血管型」の認知症になるリスクが2倍～4倍に増えるといわれています。

まずアルツハイマー型の認知症ですが、認知症の患者さんの脳には、「老人斑」というシミのようなものがたくさんあり、老人斑には「βアミロイドタンパク」という物質が蓄積されています。この物質が増えることで脳の神経細胞が障害を受け、最終的に死んでいくと考えられており、そのことが認知症の原因の1つと考えられています。

役割を終えたインスリンは、「インスリン分解酵素」が分解しますが、この酵素にはβアミロイドタンパクを分解する役割もあるのです。血糖値が大きく上がりインスリンが大量に出てしまうと、この酵素はインスリンを分解するために消費されてしまい、βアミロイドタンパクの分解は追いつかずに、蓄積してしまいます。そうしてアルツハイマー型認知症を発症しやすくなると考えられるのです。血糖値が正常の範囲内でインスリンの量も適度であれば、この酵素はインスリンもβアミロイドタンパクも分解することができ、βアミロイドタンパクは蓄積せずに済むというわけです。

また高血糖の状態が続くと、脳の動脈硬化が進むことによって、脳血管型認知症の発症リスクも上昇するのです。

（市川壮一郎）

Q35

糖尿病があると心臓トラブルになりやすいですか？

確実になりやすいと言えます。

糖尿病患者さんの約3分の1に循環器疾患が認められます。狭心症・心筋梗塞にもなりやすいですが、それを乗り越えた後でも、心不全のリスクが高いことは近年多く報告されています。近年、日本においては心不全の患者数・死亡者数が激増し、「心不全パンデミック」とまでいわれています。

そのような状況から、2020年3月に、日本糖尿病学会と日本循環器学会が合同声明をはじめて出し、糖尿病の患者さんの心不全の予防を訴えたほどです。

心不全は、ある段階を過ぎてしまうと元に戻すことができず、日々、息苦しさを感じながら行動を大幅に制限されて過ごすことになってしまいます。

高齢化を迎えた日本です。将来心不全にならないためにも糖尿病の方には、自分は心不全にいたるリスクが高いということを、常に心に留めておいていただきたいです。

それを強調するのは、かかりつけ医には何も言われていないからと安心してしまう方が多いからです。医師が糖尿病専門医の場合、糖尿病については注意深く診察していても、糖尿病の結果としてなる心不全については、意識が低くなってしまうことがあります。

ですから患者さん自身が意識を高く持ち、自分から動いて検査を受けていただきたいです。なるべく50代半ばから60代前半くらいまでに一度、心臓超音波検査を受けていただき、どの程度心臓に負担がかかっているかを把握しておくことをおすすめします。

検査自体は体に負担もなく、糖尿病により心不全の疑いがあれば、健康保険が適用されることになります。

特に閉経後の女性は、女性ホルモンの分泌量が急激に低下することで、心臓に負担がかかりやすくなっています。私は「もっと早く検査を受けておけばよかった、そうすればこんなに苦しい毎日を過ごさなくて済んだのに」という患者さんの言葉を聞くことが多いので、そんな後悔をしないためにも、ぜひ心臓超音波検査を受けていただければと思います。

（坂本昌也）

Q 36 糖尿病があり高血圧症もあるのですが、どんなリスクがありますか？

糖尿病の人が心疾患になるリスクは、高血圧症だけならば健康な人の3倍、2型糖尿病だけならば2～3倍、動脈硬化を進める高脂血症は4倍という報告があります。そしてこの3つが合併しているとそのリスクが32倍に跳ね上がります。私は各指標、血糖（ヘモグロビン**A**1c）、血圧（**B**lood pressure）、脂質（LDL-**C**holesterol）の重要性を患者さんにお伝えするために、ABCが重要ですとお伝えしています。

また、糖尿病があるだけでも腎症のリスクがありますが、高血圧が加わると、腎硬化症から腎不全になるリスクがあります。高血圧が加わると脳梗塞にもなりやすくなり、その先には認知症のリスクがあります。

医療の進歩で多くの病気の治療が可能になりつつある中、心不全・腎不全・認知症については、一度発症すると根本的な治療がまだ難しい現状があります。

この2つを合併していることは、とてもハイリスクな状態といえるでしょう。

（坂本昌也）

Q37 糖尿病とがんは関係がありますか？

糖尿病になると血管が老化する、また免疫力が下がることで、がんになりやすくなるのではと考えます。

糖尿病の患者さんはインスリンを出すすい臓が長年疲弊しているため、糖尿病でない人と比べてすい臓がんには約1・9倍なりやすいといわれています。

また糖尿病と脂肪肝を合併しているケースも多く、肝臓がんも約2倍かかりやすいといわれます。

また糖尿病の患者さんは、炭水化物をとり過ぎている場合はもちろん減らすべきですが、一切食べないなど極端に減らし過ぎ、代わりにたんぱく質の比率が過度に高い方もみられます。すると腸内の細菌の環境が変化、その結果大腸がんのリスクが上昇するというデータもあります。いずれにしても定期的な健診が重要です。

またすい臓がんに関しては、糖尿病の発症1年未満は発症リスクが約5倍高いといわれています。

このことを念頭に、生活習慣を改善して体重を減らし血糖値をコントロールしていただき、それにもかかわらず急に血糖値が上がった、または血糖値が高いままで下がらない、という場合には、速やかにがんの検査を受けるべきと考えます。

私の患者さんに、50代前半で糖尿病と分かった後、1年で10キロ体重を減らし、血糖値もヘモグロビンA1c6%台で維持している方がいました。その方がある時点から急にヘモグロビンA1cが8%台になり、そのまま下がらなくなったのです。すぐに検査を行い、予想通り早期のすい臓がんが発見されました。

すい臓がんは非常に早期発見の難しいがんで、早期発見できた患者さんは、この方のように別の要因をきっかけに検査を受け見つかった、というケースがほとんどです。

ですから、糖尿病の治療中に理由もなく急に血糖値が悪化した際は、たとえ主治医が「しばらく様子をみましょう」と言ったとしても、ぜひ「念のためがんの検査をしてほしい」とご自身で言っていただければと思います。

（坂本昌也）

Q38 糖尿病と睡眠時無呼吸症候群（SAS）は関係がありますか？

糖尿病と睡眠時無呼吸症候群は、ニワトリと卵のような関係ともいえます。

糖尿病の患者さんは肥満の方も多いので、肥満の結果、睡眠時無呼吸症候群も併発する方が多いです。

それよりは多くないケースですが、逆に、睡眠時無呼吸症候群だけ持っている方が、酸素が全身に行きわたりづらい、また体内で炎症を起こしていることがあり、それによってインスリン抵抗性が増えて糖尿病になることがあります。

睡眠時無呼吸症候群のＣＰＡＰ（シーパップ）治療というのは、寝ている間の無呼吸を防ぐため、鼻に装着したマスクから気道に空気を送り続ける治療ですが、この治療をした結果、血糖値スパイクが改善された、という報告もあります。

睡眠の質と量が、糖尿病と深いかかわりがあるようです。

夜間の睡眠の質が低下することによって、さまざまなホルモン分泌、自律神経機能などに異常が生じやすくなります。その結果、交感神経系の活性化や、ストレスホルモンが分泌され、血糖や血圧の上昇、体脂肪の増加を引き起こします。

また睡眠の質が低下することによって、睡眠中に主に分泌されるはずの成長ホルモンが出づらくなります。すると筋肉が減り、脂肪が増えやすくなります。その結果、インスリンがうまく働かなくなり、糖尿病になりやすくなるというわけです。

（坂本昌也）

Q39 糖尿病と熱中症は関係がありますか？

もともと糖尿病の方は、血糖値が高く血液が濃い状態で、それは相対的に脱水傾向にあるといえます。さらに糖尿病で高血糖の状態が続くと、それを薄めるために腎臓はブドウ糖を多量の水分と一緒に尿として排出するようになり、尿の量や回数が増えます。尿の量を増やすためには体内の水分を使います。もともと汗で水分が失われやすい夏に、この高血糖特有の作用が加わり、脱水が進みやすくなります。そして処方されているお薬に利尿作用があるケースもあります。これらの脱水傾向が熱中症を引き起こしやすいのです。

もう1つの理由は、糖尿病の合併症として最も早期から発症する、神経障害が原因となる熱中症です。高血糖が続くと血管が傷ついて血流が低下し、感覚神経、自律神経、運動神経、末梢神経などさまざまな神経に栄養が十分に行きわたらなくなり、異常をきたすようになります。特に自律神経に異常をきたすと、暑さを感じなくなる、汗をかきづらくなる、体温調節がうまくいかないなどの症状が現れ、その結果として熱中症につながりやすいのです。（坂本昌也）

Q40 糖尿病と女性の膀胱炎には関係がありますか？

膀胱炎は尿をためておく膀胱に炎症が起こる病気で、主な原因は尿道から膀胱に細菌が逆流して起きる細菌感染です。健康であれば、膀胱内に細菌が進入しても、免疫の働きにより細菌の侵入を防ぐことができます。ところが、糖尿病で慢性的に高血糖の状態が続いていると、細菌と闘うための白血球の働きが悪くなります。そのため、糖尿病の方は免疫力が低下して、細菌に感染しやすい状態といえます。膀胱炎を引き起こす原因菌の代表が大腸菌です。大腸菌は尿中の糖が高いほど増殖することが分かっています。尿中に糖が排泄されることが多い糖尿病患者では、膀胱炎がよくみられ、男性と比較して、特に女性に多いことも特徴です。

女性に多い理由としては尿道の構造上の特徴が挙げられます。女性は尿道と肛門・性器が近く、その距離は男性の１／４ほどしかありません。結果、排便時には肛門周辺にいる細菌が尿道から侵入しやすく、男性よりも膀胱炎になりやすい傾向にあります。また閉経後の女性は膣にいる自浄作用を担う常在菌も減少しており、膀胱炎を繰り返すケースもあります。

糖尿病で膀胱炎になりやすい人は、日常生活で感染を起こしやすくする要因を減らすことが大切です。まず、トイレは我慢しないことが大切です。トイレを我慢すると、膀胱が必要以上に伸展し細菌感染を起こしやすくなります。また、ウォシュレットを使い過ぎないことも大切です。ウォシュレットの水圧で尿道口が傷ついて炎症が起こり、それが原因となって尿道炎を招くことがあります。また、ノズルに付いていた大腸菌が洗浄によって尿道口に飛び散り、感染につながることもあります。

陰部を清潔に保つことは膀胱炎を防ぐ上で大切ですが、石けんでゴシゴシ洗うのも問題です。膣では自浄作用のある粘液が分泌されています。洗い過ぎると粘液までも取り除いてしまい膣炎を起こし、さらには膀胱炎も合併させることがあります。そのほか、排便後は前から後に拭く、便秘にならないようにする、下腹部を冷やさないなども膀胱炎の予防に有効です。

膀胱炎では、排尿時の痛みや残尿感、尿の濁り、血尿などがみられます。こうした症状があるときは内科医や婦人科、泌尿器科を受診しましょう。もし、膀胱炎の治療を受けても症状が十分に改善しない場合や、膀胱炎が何度も再発する場合は、その背景に糖尿病が潜んでいるのかもしれません。一度、血糖値を調べることをおすすめします。

（岡本亜紀）

Q41 糖尿病と老人性うつ病には関係がありますか？

糖尿病とうつ病の両方を抱えている高齢者は多いといわれています。その場合、高齢者が糖尿病を持っているとうつ病になりやすいのか、あるいはその逆で、うつ病の高齢者が糖尿病になりやすいのかは、ある意味どちらも正解といえます。

うつ病ではさまざまな心の不調や体の不調が現れてきます。心の不調では憂うつな気分になったり、やる気が起こらなくなったり、何に対しても興味が持てなくなったり食生活そのものの乱れが生じます。そのため引きこもりがちになり、体もあまり動かさないため、活動量が減り体重増加を引き起こすケースもあります。その結果、エネルギー代謝が悪くなり、血糖値の上昇を招きます。

体の不調でよくみられるのが、不眠や疲れやすさ、だるさなどです。昼間寝て夜に目が覚めるといった昼夜逆転の生活に陥りやすくなり、体内時計を乱してしまいます。体内時計が乱れると、インスリン分泌が少なくなったり、インスリンの働きが低下したりして、糖尿病のリスクを高めます。

一方、糖尿病になると、食事や運動などこれまでの生活習慣を変えなくてはならず、それが大きなストレスと感じる方もいます。指導された食事療法や運動療法を守れず自己嫌悪に陥ったりすることもストレスになります。こうしたストレスが重なることがうつ病の引き金となることがあります。

うつ病を併発して頑張る気力がわかない糖尿病の患者さんに、「もっと頑張って食事や運動の改善をしてください」と言うことは酷なことですし、場合によってはうつ病をさらに悪化させる可能性もあります。このようなケースでは私たち医師には慎重に治療を進めることが求められますし、ときには心療内科、精神科の医師と連携して治療することも必要になります。

（岡本亜紀）

Q42

サルコペニアとは何ですか？糖尿病だと気をつけなくてはいけませんか？

サルコペニアとは、1989年にアメリカの栄養学者、ローゼンベルク博士によって提唱された言葉で、サルコ（Sarco）はラテン語で筋肉、ペニア（Penia）は減少を表します。

加齢などによって骨格筋量が減少することで、全身の筋力が低下、身体機能が衰えてしまうことを指し、左図のように診断基準が定義されています。

糖尿病を長く患っていると、神経障害が起こりやすく、それに伴って大殿筋というお尻の筋肉を中心に、下半身の筋肉が落ちてしまいます。サルコペニアになるとそのまま寝たきりにつながりやすいです。健康寿命を延ばすためにも、食事でたんぱく質をしっかりとると同時に、日常生活の中で「少しでも動くことを増やす」ことを心がけていただきたいです。

特に50才になってからは下半身を中心に筋力低下が起こりやすいので、積極的な運動により予防に努めてください。

（坂本昌也）

サルコペニアの診断基準

＊①＋②または①＋③に該当すると、サルコペニアです。

① **筋肉量減少**：専門的装置を使用し骨格筋量を測定します。

男性 7.0kg/㎡未満

女性 5.4kg/㎡未満または 5.7kg/㎡未満
（測定方法により異なる）

---

② **筋力低下**：握力を測定します。

男性 28kg 未満

女性 18kg 未満

---

③ **身体機能の低下**：3つの項目のうち1つ

● 6m 歩行速度　1m／秒未満

● 5回椅子立ち上がりテスト 12秒以上

● SPPB（身体能力のテスト）9点以下

〈AWGS2019によるサルコペニア判断基準
Chen LK, et al. J Am Med Dir Assoc, in press〉

Q 43 糖尿病だと骨折しやすいですか？

2型糖尿病の方は、糖尿病のない方と比べて2倍前後骨折しやすいことが報告されています。骨の強度は、「骨密度＋骨質」で求められますが、糖尿病の患者さんは骨質が劣化してしまうことが多いです。高血糖による酸化ストレスやインスリン抵抗性による悪影響が原因といわれています。骨質は、骨代謝マーカーという血液検査で測ることができます。

糖尿病の患者さんは、一般によく知られている骨密度については低くないことが多く、むしろ年齢と比較して高い場合もあり、それで自分は大丈夫と安心してしまうことがあるので、注意が必要です。

これに前項のサルコペニアや、神経障害による足の感覚の鈍化が加わると、ますます大腿骨《だいたいこつ》骨折などのリスクが高くなり、健康寿命が脅かされますので、くれぐれも気をつけましょう。

（坂本昌也）

Q44 妊娠糖尿病はどのようなことが原因となりますか？

妊娠中は、母体が胎児に栄養分を与えるという理由からも、ホルモンの影響で非妊娠時に比べて血糖を上昇させる方向にあります。血糖を上げようとする働きは、妊娠20週を過ぎるとより顕著となり、妊娠を継続している間は週数が進むにつれ、胎児によりたくさんの栄養を与えるという観点からも、さらに血糖を上昇させる傾向にあります。加えて、その時期になると胎盤からインスリンの効果を減弱させるホルモンが分泌されることも重なり、さらに妊婦の血糖は上昇傾向となります。しかし血糖が上昇しても、成長に向けて胎児がより血糖を必要として取り込むことや、妊婦自身がインスリン分泌を一時的に増加させることで、多くの妊婦では正常血糖を維持することができています。

ところが、妊婦がインスリンをその血糖上昇に応じて増加させられない場合や、妊婦自身の肥満などでインスリンの効果が減弱する状態（インスリン抵抗性）にあると、妊娠糖尿病になってしまいます。このように妊娠中にはじめて発見または発症した、糖尿病ほどではない軽い糖代謝異常を「妊娠糖尿病」と呼びます。

では、血糖が高い状態にあると、胎児にとってどのような悪い影響を及ぼすのでしょうか？母体の高血糖の血液は、当然胎児にも流れます。妊娠14週を過ぎると胎児は臓器形成も行われ、自分でもインスリンを出すことができるようになります。そのため、母体から流れてくる血液の血糖値が高いと、胎児はその血糖を下げようと、非妊娠糖尿病の胎児よりもたくさんインスリン分泌を行います。インスリンは前述のように血液中のブドウ糖を自身の細胞の中に栄養として取り込むことで、血糖値を下げているのです。

インスリンは、成長ホルモンの1種でもあります。胎児が必要以上にインスリンを出すことで、週数よりも大きくなり、いわゆる巨大児（出生時体重4000g以上）になるリスクが高くなってしまいます。過去の研究から、安全な妊娠を目指すには、妊娠糖尿病における管理目標は、空腹時血糖は90㎎／dl未満、食後2時間血糖は120㎎／dl未満とされています。当院でも多くの妊娠糖尿病の方が通院されていますが、適切な血糖管理を行い健康な赤ちゃんを無事出産されています。しかし胎児の安全のためにも、早期に発見することが大切です。妊娠中は必要に応じてブドウ糖負荷試験を行い、妊娠糖尿病を見逃さないことが大切です。

（岡本亜紀）

Q45 糖尿病ですが、新型コロナウイルスなど感染症対策で気をつけるべきことは？①

感染症については、血糖値が高過ぎても低過ぎても、リスクになるといわれています。新しい感染症で予防接種が確立されていない間は、私の個人的考えでは、ヘモグロビンＡ１ｃを８％以下に、かつ低血糖を起こさないよう、薬などを使い重点的にコントロールすべきと考えます。糖尿病であっても新型コロナウイルスにかかりやすいわけではないですが、一度感染するとヘモグロビンＡ１ｃが８％を超えると重症化しやすいです。現状、日本人の糖尿病患者さん全体のヘモグロビンＡ１ｃの平均値は７％前後といわれており、比較的コントロールができている状況です。ですからその平均を超えている方は、８％を切ることを目指すべきです。ヘモグロビンＡ１ｃが８％を超えると免疫力が下がってくることが分かっているからです。

高血圧も同時にある方は、７・５％を目指していただきたいです。

また睡眠時無呼吸症候群も併発されている方も肺の機能にリスクが生じるため、なるべくその治療を進めておきましょう。

（坂本昌也）

Q46 糖尿病ですが、新型コロナウイルスなど感染症対策で気をつけるべきことは？②

糖尿病データマネジメント協会によると、２０１９年の2型糖尿病患者さんの平均ＢＭＩは24・81となっています。日本肥満学会の肥満の定義はＢＭＩ25以上ですので、糖尿病患者さんの半数近くが肥満であるということになります。そして海外では、肥満の方が新型コロナウイルスに罹患《りかん》すると重症化しやすいという報告が上がっています。

その理由は、肥満が進むと体内のさまざまなホルモンのバランスが崩れていくことにあります。あるホルモンは分泌量が過剰になり、あるホルモンは足りなくなり、その結果として、血管に炎症が生じ、高血圧・高血糖になり、血栓ができやすくなったりして動脈硬化が進みます。そのことが新型コロナウイルスの重症化につながるようです。

今後も当分の間、新型コロナウイルスとの付き合いは続くでしょう。糖尿病患者さんはそのことを念頭に、生活習慣を改善し、血糖値の改善とともに肥満の解消を目指していただければと思います。

（坂本昌也）

第5章

食事に関する質問

Q47 炭水化物はとらない方がいいのですか？

炭水化物の摂取については、医師の間でも意見が分かれるところです。お昼にラーメンとチャーハンのセットを食べるなど、明らかにとり過ぎの方についてはぜひ減らすべきです。ただ炭水化物を全く、またはほぼとらないような極端な制限については、複数のリスクの報告があるのも事実です。例えばアメリカでの20年以上にわたる調査では、もともと糖尿病を患っていない男性が、動物性たんぱく質と脂質が多い低炭水化物食、特に大量の赤身肉や加工肉を含む食事を続けた場合、2型糖尿病の発症リスクを高める可能性がある、という報告があります。この報告では、植物性たんぱく質と脂質が多い低炭水化物食なら、2型糖尿病発症リスクには関与しないということです。またスウェーデンの女性4万人以上を対象にした15年間の調査では、低炭水化物ダイエットを行った女性の心臓病が増加したことが報告されています。

私個人の考えでは、夕食後に糖質をとると血糖値スパイクが起こりやすいので、夕食時に炭水化物を少なめにすることに関しては推奨しています。

（坂本昌也）

Q 48

糖質制限といいますが、糖質は脳の働きに必要なのでは？

人間の脳は１時間に約５～10ｇのブドウ糖をエネルギー源として必要としています。つまり１日に１２０～２４０ｇ程度のブドウ糖が必要という計算になります。

もちろん、人間の体は、糖以外の物質から糖を作ることができます。脂肪を燃やして糖にしたり、筋肉を溶かしてアミノ酸から糖を作ることもできます。また、肝臓に蓄えたグリコーゲンから糖を放出することもできます。そのため、１２０～２４０ｇの糖をすべて食事からとる必要があるわけではありません。しかし、極端な糖質制限は、ケトン体をエネルギー源としてその場しのぎで使うことができるとしても、生体に負担をかける可能性が高いように思われます。

（山岸昌一）

Q 49

糖質を制限しなさいと言う医師も多いですが、厚生労働省の食事バランスガイドと矛盾しませんか？

厚生労働省が推奨している「食事バランスガイド」にしたがうと、成人男性は1日270gくらいの糖質をとることになりますが、これを推奨する科学的根拠は全く示されていません。私の考えでは多くの方にとって、この量は絶対にとり過ぎだと感じています。

「主食」としてご飯やパン、麺をしっかりととるように推奨されていますが、そもそもこの「主食」という言葉の定義も明確ではありません。それにもかかわらず子どものころからみんなが「炭水化物を主に食べるべきなんだ」と思い込んでしまっているのです。

少し俯瞰的に考えてみると、日本人が米を食べるようになったのはほんの数千年前のことで、欧米人が小麦を食べるようになったのも約1万年前です。「主食」という概念自体が、世界的にはそれほど一般的なものではありません。米が「主食」とされるようになったのは、誰かがそのような定義付けを行ったからです。炭水化物を主食としているのは、単純にそれが国民全体に安定して食料を行きわたらせるための、一番便利な方法だからに過ぎなかったのです。

先ほどの「食事バランスガイド」という表は、厚生労働省とともに農林水産省もその作成に関わっています。科学的根拠よりも、安定した食料としての米を守るための位置づけに他ならないのではと考えます。

一律に推奨された量よりも、自分自身にとっての炭水化物の〝適量〟を知ることの方が有効ではないでしょうか。

（市川壮一郎）

Q

50 食べ物が上げる血糖値の数値について、何か指標はありますか？

ＧＩ（グリセミックインデックス＝血糖指数）という数値があり、これはその食品を一定量食べたときにどれだけ血糖値を上げるかについて示した数値です。

糖質50ｇのブドウ糖を摂取した後、２時間後までの血糖値を追跡し、これと他の糖質を含む食品（糖質量50ｇ相当分）を摂取した後の血糖値変動の数値とを比較したものです。これによって、同じ糖質量であっても、食品によって血糖値を上昇させるレベルや速さに違いがあることを示しています。

例えば白米と玄米ではそれぞれのＧＩ値は73と68で、玄米の方が血糖値が上がりにくいということになります。ただこれはあくまでも一定量についての数値であり、同量で比べる前提なわけです。玄米の方が血糖値が上がりにくいからと２杯食べてしまえば、当然それだけブドウ糖をとることになります。そばとうどんでも同じで、ＧＩ値が高いうどんを１杯食べるより、

ＧＩ値が低いそばを２枚食べた方が、やはりよくないのです。

そのようなことから、今はＧＩ値をより進化させ、量を考慮したＧＬ（グリセミックロード）という数値が主流となってきています。

ＧＬは、ＧＩ×その食品に含まれる糖質量÷１００という式で求められます。

一般的に20以上は高ＧＬとされます。次頁の表を見ると、主食といわれるものについて、一般的に１人前とされる量はほぼどれもＧＬの観点からは、食べ過ぎだということが分かるかと思います。

ただしこのＧＩ値は色々な研究機関で測定されており、また最低10人の被験者の数値の平均で算出されますが、個人差という要素があります。同じ量の糖を摂取しても、血糖値の上がり方は個人差が大きく、それほど多く糖を摂取していなくても血糖値が上がってしまう人、かなり食べても平気な人、それぞれ体質や遺伝の要素が大きく影響します。

あまり厳密にとらえず、食品による血糖値の上がり方の違いの目安として参考にするといいでしょう。その上で、自分は何を摂取すると血糖値が上がりやすいのかについて知るということが大切だと思います。


（市川壮一郎）

Q51 主な食べ物の、GI（グリセミックインデックス）と、GL（グリセミックロード）の数値を教えてください。

（市川壮一郎）

主な食品のGIとGLは、左表のようになっています。

主な食品のGIとGL

	食品名	GI値	1食分の量	1食分の糖質量	GL値
穀物	精白米	**73**	茶碗1杯 150g	55g	**40**
	玄米	**68**	茶碗1杯 150g	54g	**37**
	6枚切り食パン	**75**	1枚60g	27g	**20**
	8枚切り食パン	**75**	1枚45g	20g	**15**
	6枚切り 全粒粉パン	**74**	1枚60g	20g	**15**
	8枚切り 全粒粉パン	**74**	1枚45g	15g	**11**
	うどん	**55**	1食250g	52g	**29**
	そば	**46**	1食170g	47g	**22**
	パスタ	**49**	1食100g（乾）	69g	**34**
	コーンフレーク	**81**	1食40g	36g	**29**
	パンケーキ	**66**	1食120g	53g	**35**
果物	スイカ	**76**	1食150g	8g	**6**
	メロン	**70**	1食150g	7g	**5**
	りんご	**36**	1食1/4個	8g	**3**
菓子	煎餅	**87**	1食4枚 30g	25g	**22**
	ポテトチップス	**56**	1袋85g	46g	**26**
	アイスクリーム	**51**	1個150g	22g	**11**
	板チョコ	**40**	1枚50g	26g	**10**
	カカオ86% チョコ	**18**	個包装10個 50g	10g	**2**
飲み物	牛乳	**39**	1杯210g	10g	**4**
	炭酸ジュース	**59**	1缶350㎖	41g	**24**
	コカコーラ	**63**	1缶350㎖	40g	**25**
	ビール	**66**	1缶350㎖	11g	**7**
	赤ワイン	**32**	1杯100㎖	1.5g	**0**
	白ワイン	**32**	1杯100㎖	2g	**1**
	日本酒	**35**	1合100㎖	8g	**2**

GL＝GI×その食品に含まれる糖質量÷100

＊「International tables of glycemic index and glycemic load values: 2008」およびシドニー大学「https://www.glycemicindex.com/index.php」を参考に市川壮一郎先生作成。

＊GI値は、調理法や食べ合わせ等により前後するため、表ではその食品の代表的な数値を示しています。

Q52 塩分のとり過ぎはどうして糖尿病によくないのですか？

塩分をとり過ぎると、高血圧になります。その理由は塩分をとると、血液中の浸透圧を一定レベルにするために血液中の水分が増え、それにより血管にかかる圧力が高まるためです。高血圧は高血糖とともに、動脈硬化、網膜症、腎症などのリスクとなります。

つまり糖尿病があって高血圧があるとより合併症が進みやすくなってしまうので、塩分のとり過ぎは糖尿病によくないのです。

それに加えて、塩分の多い食事は、食が進みやすく、食事量が増えて肥満を招きやすくもなります。

一時期に比べて日本人の塩分摂取量はかなり減ってきましたが、まだ1日あたり10ｇくらいの塩分をとっています。ＷＨＯは1日あたり摂取量を6ｇ程度まで下げることを推奨しています。また、厚生労働省は男性8ｇ、女性7ｇをまずは目指すよう提唱しています。

このように塩分制限はとても大切です。しかし、個人では対応するのが難しい面もあります。それは、1日に摂取している塩分のうち、自分で調理する際に醤油や塩の量を減らして調整できる部分はわずかだからです。塩分の多くは、買ってきた食材そのものにすでに含まれています。練り物、ソーセージ、ハム、干物、缶詰、加工品、それに外食などで摂取する塩分が大半を占めます。

現在、1日あたりの塩分摂取量を6gにできていないことが原因で、世界で1年に約165万人が循環器系の病気で亡くなっているといわれています。なるべく加工品を使わない、外食を減らすなど、できる対策を個々人がとるようにするしかないでしょう。

（山岸昌一）

Q53 朝食は抜かない方がいいですか？ 食べた方がいいなら何を食べるべきですか？

朝食をとるとらない、については、議論が分かれるところでしょう。1日3食でも2食でも、基本的にこれまでの食生活を維持することが重要だと思います。

私が患者さんを診察してきた経験では、毎日の食生活を適切なものにしてそれを維持するには、大きな習慣は変えない方が長続きします。

ただし、いずれにしても1日の最初に炭水化物過多な食事をとるべきではありません。カナダの医師が提唱する「セカンドミール効果」という概念があります。これは、1日の最初にとった食事内容が、その日の血糖値に影響を及ぼすというものです。朝食でサラダなどを食べ、しっかりと食物繊維をお腹に入れておけば、昼食に糖質をとっても、それによる血糖値の上昇をゆるやかにしてくれるのです。ビジネスマンの方などは、昼食の内容に気を配るのが一番難しいかと思います。どうしても簡単なもので済ませてしまいがちですが、簡単なものはたいてい糖質が多いものです。ですからその分朝はしっかり野菜をとるように、私のクリニックでは指導しています。

また炭水化物は単体でとることによってさらに大きく血糖値を上げるので、おにぎりやパン、おかゆ、お茶漬けなど「ほぼ炭水化物だけ」という朝食は全くおすすめできません。

また、果物だけの朝食をとる方もいるようですが、これも最悪です。果物には果糖が含まれますが、日本の果物は特に品質改良により多くの果糖が含まれ甘さに秀でています。

以上のような理由から、一番おすすめの朝食は、レタスやサラダ菜、キャベツ、セロリ、キュウリ、ブロッコリー、アスパラガスなどの入ったサラダです。ドレッシングは色々なタイプのものを特に制限せず使っていただき、飽きずにおいしく食べることを私はおすすめしています。ときには温野菜を用いることも飽きない秘訣です。スープに入れ、味を変え飽きない工夫をするのもいいでしょう。


（市川壮一郎）

Q 54 食事の時間について気をつけた方がいいことはありますか？

夕食については、なるべく早い時間、できれば6時～7時にはとることを患者さんにはおすすめしています。

夕食の時間が遅いと肥満になりやすいことは、アメリカの研究などでも報告されています。遅い時間に夕食をとり、しかも三食で一番多い量をとってしまったりすると、夕食後の血糖値スパイクが激しくなってしまいます。

糖尿病患者さんが入院しただけで血糖値などの数値が改善されることがよくありますが、それは入院生活で6時に夕食、9時に消灯という規則正しい生活がそれだけで体にいいからです。できれば寝る4時間前には夕食を済ませていただきたいですが、どうしても遅めの時間の夕食になる場合は、夕食後に軽いストレッチをしたりお風呂に入ったりと、寝るまでの時間を少し作る工夫をしていただきたいです。

（坂本昌也）

Q55

食物繊維は血糖値を下げるのにいいのですか？

日本人の穀物摂取量はこの半世紀で激減し、それに比例して1日あたりの食物繊維の摂取量も半分近くまで下がってきています。

糖尿病の患者さんはインスリンが遅れて出てきますが、食物繊維をとることで、食べた物の吸収がゆっくりになるので、遅れて出てきたインスリンにもタイミングが合い、血糖値の上昇を抑えることができるのです。

トクホ（特定保健用食品）で「食後の血糖値の上昇を穏やかにする」という表示がされた食品と同じ仕組みです。ただ食物繊維をとることによる効果は、糖尿病になってしまってからではそれほどは期待できないので、予防の段階でたくさんとるようにしていただきたいです。しかし、すでにお薬を内服している方はその代用になるほどの効果はないので、お薬の中止などすることなく、主治医の先生と相談することが重要です。また一時的に摂取することなく、普段の生活に無理なく取り入れてください。

（坂本昌也）

Q56 食物繊維はどんなものがおすすめですか？

食物繊維には不溶性と水溶性があります。

野菜などに含まれる食物繊維は不溶性が多く、水分を吸収して便のかさを増やし、腸のぜん動運動を助け、便通を促す働きがあります。

水溶性食物繊維は、糖質の吸収速度を遅くし、食後の急激な血糖値の上昇を防いでくれる働きがあります。またコレステロールを吸着し、体外に排泄する役割もあります。ナトリウムを排除して血圧を下げるという働きもあります。

また不溶性・水溶性ともに、発がん性物質など腸内の有害物質を、便として排出させる役割があります。

不溶性・水溶性ともに重要ですが、日本人はもともとの食生活のせいなのか、圧倒的に水溶性食物繊維の摂取が不足していることが、データとして分かっていますので、より意識的にとるようにすべきです。

水溶性食物繊維が多い食品を次の項目にまとめました。

よく誤解されているのは、こんにゃくについてです。こんにゃくの主成分であるグルコマンナンは水溶性食物繊維ですが、一般に食べられているこんにゃくはグルコマンナンが水分を多量に取り込んで凝固したもので、加熱の際に不溶性に変化してしまっています。

有名なのはエシャロットやごぼう、納豆です。また、ごまやニンニク、かんぴょうなども多めです。量を多くとることができる食材で含有量が多いものはないので、ごまやニンニク、エシャロットなどを料理に取り入れていくことが大切です。納豆は水溶性食物繊維以外にも、スーパーフードといわれるものですから、毎日積極的に食べることは素晴らしいと思います。

（市川壮一郎）

Q 57

水溶性食物繊維の多い食品を教えてください。

日本食品標準成分表２０１５年版（七訂）より、水溶性食物繊維が多い食品を抜粋しました。

（市川壮一郎）

水溶性食物繊維が多い食品

食品名	g/100g
えんばく オートミール	3.2
おおむぎ 米粒麦	6.0
こむぎ［パン類］ライ麦パン	2.0
<いも類>こんにゃく 精粉	73.3
<いも類>じゃがいも 乾燥マッシュポテト	2.5
いんげん豆 豆きんとん	4.3
だいず［全粒・全粒製品］いり大豆 黒大豆	2.4
だいず［全粒・全粒製品］蒸し大豆 黄大豆	2.3
だいず［全粒・全粒製品］きな粉 全粒大豆 黄大豆	2.7
だいず［納豆類］糸引き納豆	2.3
だいず［納豆類］挽きわり納豆	2.0
あまに いり	9.1
ごま いり	2.5
ごま ねり	2.5
アーティチョーク 花らい ゆで	6.3
ごぼう 根 ゆで	2.7
かんぴょう 乾	6.8
（にんじん類）きんとき 根 皮付き ゆで	2.0
ゆりね りん茎 ゆで	3.2
（らっきょう類）らっきょう りん茎 生	18.6
（らっきょう類）エシャロット りん茎 生	9.1
あんず 乾	4.3
いちじく 乾	3.4
プルーン 乾	3.4
バナナ 乾	2.0
ブルーベリー 乾（ドライフルーツ）	3.0
（きくらげ類）あらげきくらげ 油いため	2.4
<茶類>（緑茶類）抹茶	6.6
<コーヒー・ココア類>ココア ピュアココア	5.6
<その他>青汁 ケール	12.8
<調味料類>（トマト加工品類）トマトペースト	2.4
<調味料類>（みそ類）豆みそ	2.2

Q 58

1度の食事の中で、食べる順序で気をつけた方がいいことはありますか？

野菜を最初に食べることで、その食事における血糖の上昇を抑えてくれることが分かっているので、食べる順序は重要なポイントです。

そして野菜の次は、糖質をとるよりもたんぱく質や脂質を先にとりましょう。その理由として、インクレチンというホルモンの働きがあります。

インクレチンは食事をとるとすぐに小腸などから分泌され、すい臓を刺激してインスリンの分泌を促すホルモンです。糖質より先にまずたんぱく質や脂質を食べ、インクレチンを分泌させておき、それから糖質をとれば、血糖値が上がりそうになったときには、すでに分泌されているインクレチンによって十分な量のインスリンが確保されていることになります。あまり急激に高血糖にならずゆるやかな上昇に抑えることができる、ということになるのです。

このことは、私自身が自分の体で実験して確認しました。

たんぱく質や、キャベツやニラなどの食物繊維の豊富なもつ鍋を食べた後、1時間半経過してからプリンを食べたときと、脂質であるオリーブオイルたっぷりのアヒージョを食べた後、1時間半経過してからプリンを食べたとき、そしてプリンだけを食べたときと、3パターンの食べ方で血糖値を測定してみたのです。その結果、プリンだけを食べた場合は血糖値は急上昇しましたが、もつ鍋やアヒージョを食べてからの場合は、血糖値の上昇がかなり抑えられることが分かりました。

（市川壮一郎）

食べる順序で血糖値の上がり方はこれほど変わります

●もつ鍋+プリン

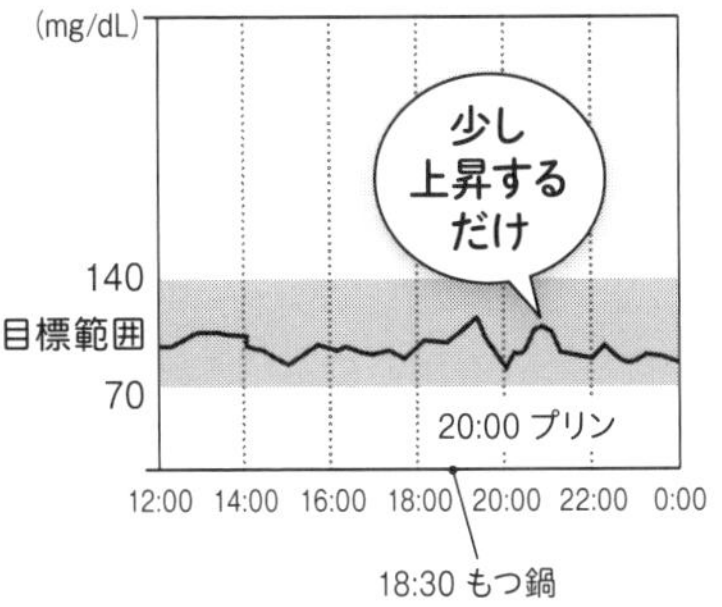

●アヒージョ+プリン

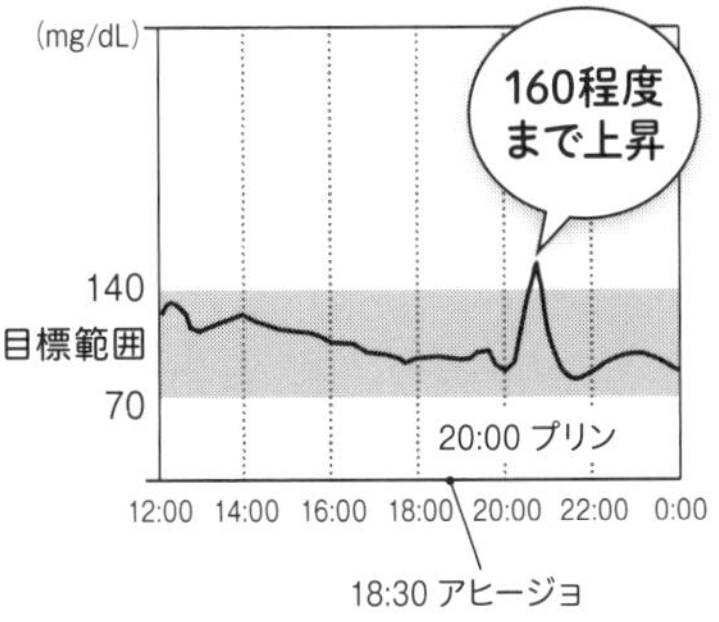

●プリンだけ

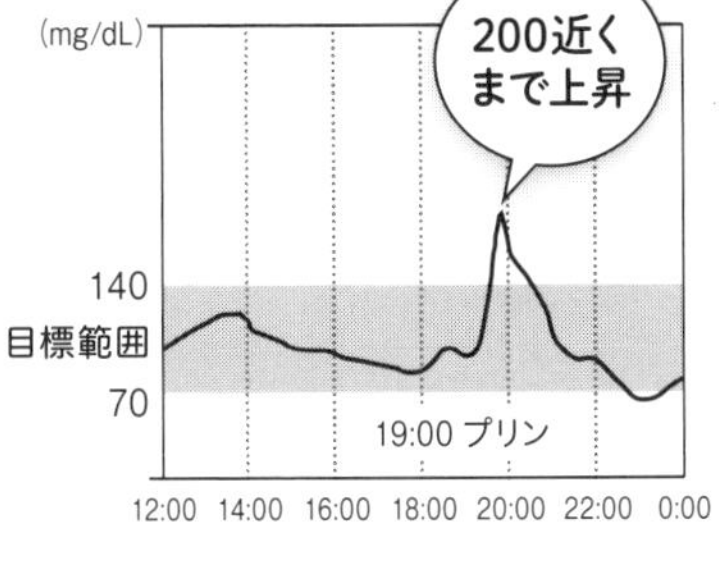

Q59 薄味の食事が嫌いなのですが、どうすればいいですか？

日本人も、脂まみれで、調味料も多い食事に慣れ親しんでいる方が増えました。私は糖尿病の方には「美食家になりましょう」とお願いしています。常に食事内容に興味を持ち、楽しんでもらいたいものです。脂肪まみれの食事を止めて、多くの食材をバランスよく、適切な量を、おいしくとってください。酢やスパイスも積極的に活用しましょう。酢に含まれている酢酸には、食べたものが胃から小腸へ送り出されるスピードを遅くする作用があります。それが炭水化物からブドウ糖への消化・吸収をゆるやかにして、食後の血糖値の上昇を抑えます。さらに、血液中の余分な脂質を減らす作用もあります。塩分を控えるためには、天然の素材から出汁をとれば、味付けが薄くても旨味でおいしく感じられます。コショウ、とうがらし、カレー粉、わさび、からしなどは塩分ゼロです。ねぎ、しょうが、みょうが、しそなどの香味野菜は風味づけにおすすめ。レモン、かぼす、ゆずなどのかんきつ類も、酸味が料理を引き立てます。

（河盛隆造）

（活用したい香辛料と香味野菜）

香りや辛味が強い香辛料や香味野菜を使用することで、
減塩だけでなく糖の代謝やエネルギー効果を高めます。

香辛料

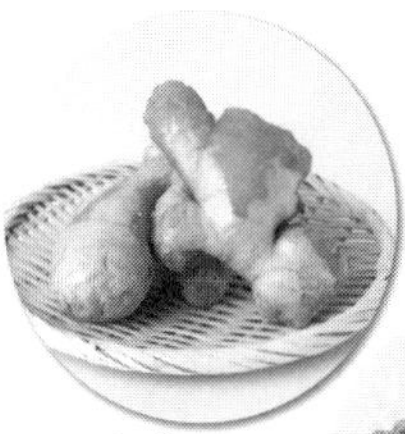
しょうが

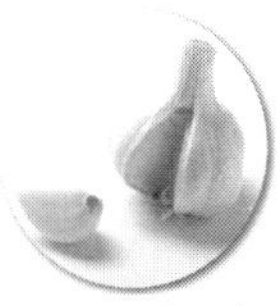
ニンニク

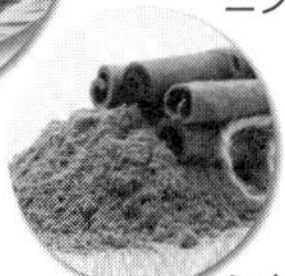
シナモン

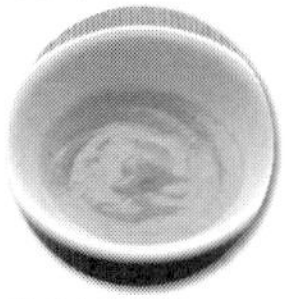
からし

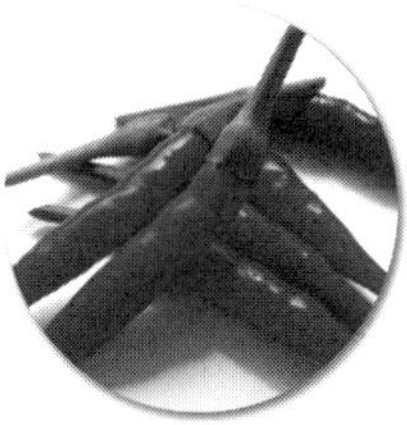
とうがらし

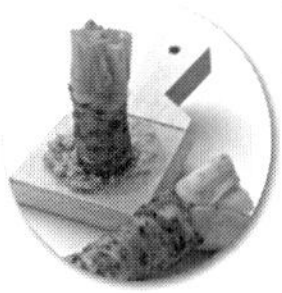
わさび

香味野菜

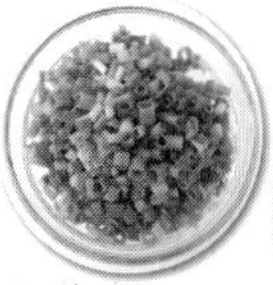
ねぎ

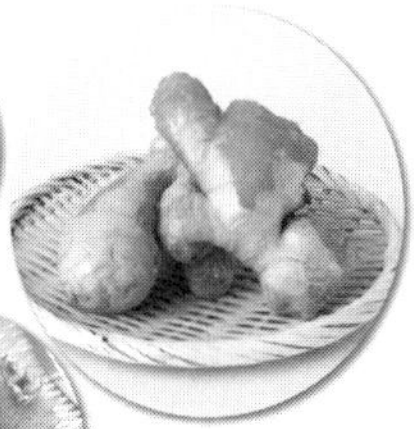
しょうが

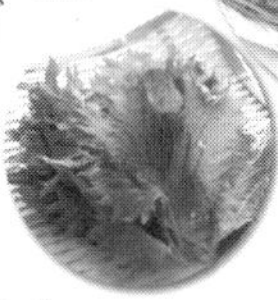
しそ

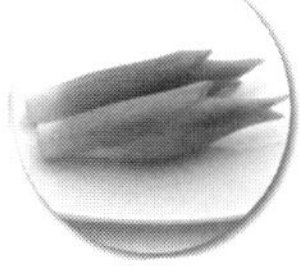
みょうが

Q60 血糖値が上がりにくい主食は何ですか？

人は毎日500gものブドウ糖を全身臓器が貴重なエネルギー源として活用し、活動し続けているのです。糖尿病の方であっても、せめてその60%は食事中の炭水化物から補充することが必須です。毎食、パンなら4枚切り1枚、ごはんは軽く1膳、うどんやそばなら1人分、はとりましょう。ただし、これらのみを摂取することは止めて、まずサラダや肉、魚などをとり、その後ゆっくりと主食をとってください。トーストにバターを塗ると、脂質が多くなります。ぜひサラダやハム、チーズなどを載せて食べてみてはいかがですか。昼食に、時間がないからとおにぎりのみをとる、脂まみれのラーメンを急いで食べる、などを控えてください。

野菜などに多く含まれる食物繊維は胃腸での炭水化物の消化・分解をゆるやかにし、ブドウ糖の生成、その吸収に時間がかかることで、血糖値の上昇が穏やかになり、遅延して分泌されてくるインスリンが追いつくので、食後も、次の食事までの間の血糖値もいいレベルに維持してくれることになります。

（河盛隆造）

（おすすめの主食）

食物繊維やビタミンB1が豊富なものを選びましょう。

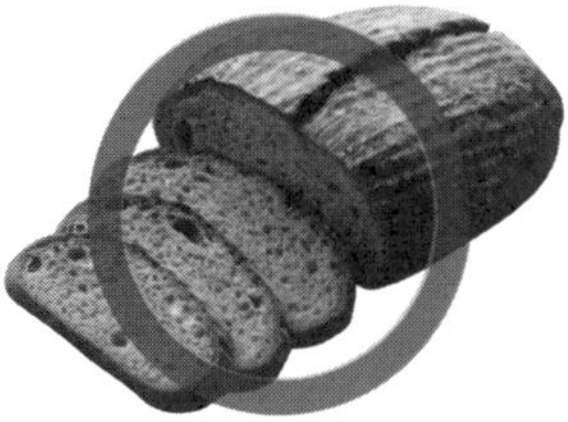

ライ麦パン

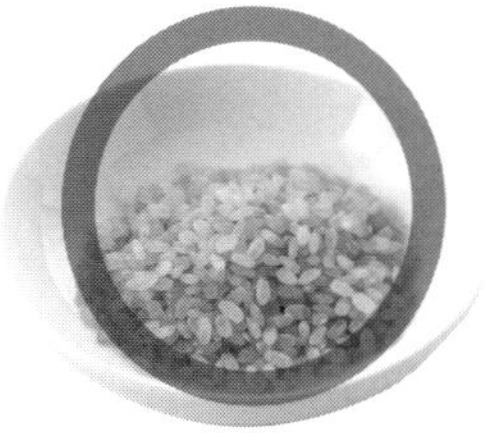

玄米・胚芽米

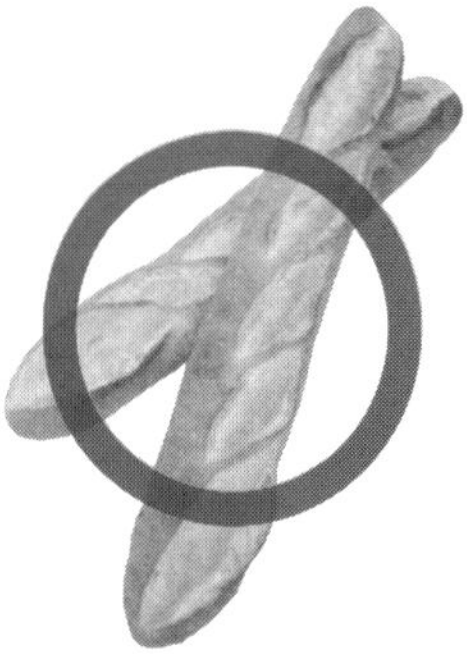

フランスパン

全粒粉パン

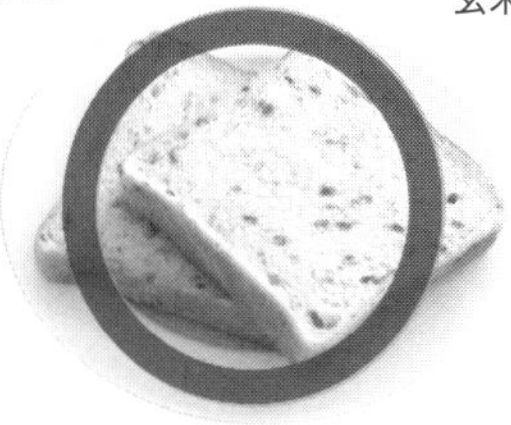

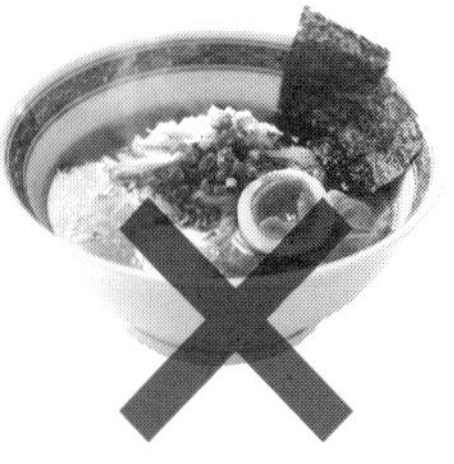

ラーメン

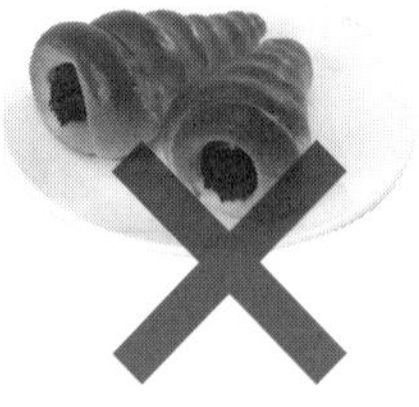

菓子パン

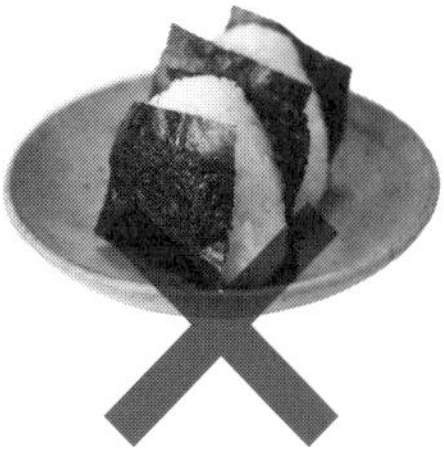

おにぎり

Q 61

血糖値を抑えるのにおすすめの魚介類は？

日本人が慣れ親しんだ魚介類の多い食事に、再び戻ってもらいたいものです。その中でも青背魚の魚油は積極的にとりたい油脂の筆頭です。

青背魚の魚油には、血液中の余分なコレステロールを減らすＤＨＡ、血液中に血栓ができるのを防ぐＥＰＡなどの不飽和脂肪酸が含まれているので、高血糖が続いている人がなりやすい動脈硬化の予防、ひいては脳梗塞・心筋梗塞の予防に役立ちます。

魚の油脂は、焼くと落ちてしまうため、生のまま刺身にして食べると無駄なくとれます。不飽和脂肪酸のＤＨＡやＥＰＡは空気に触れると酸化しやすいので、刺身はサクのまま買ってきて食べる直前に切るといいでしょう。握り寿司などはとてもいいですね。

インスリン生成の材料になるのは、たんぱく質のほか、亜鉛やクロムというミネラルです。亜鉛は、たんぱく質やＤＮＡの合成に不可欠な栄養素で、新陳代謝や発育、生命維持に欠かせません。亜鉛は魚介類、肉類、海藻、野菜、豆類、種実類に含まれていますが、特に貝類のカ

（おすすめの魚介類）

●DHAやFPAが動脈硬化の予防に

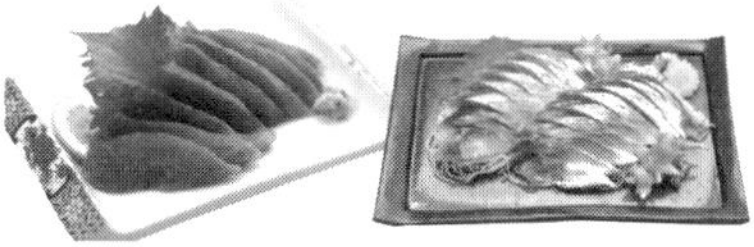

マグロや青魚の刺身

●ミネラルがインスリンの材料に

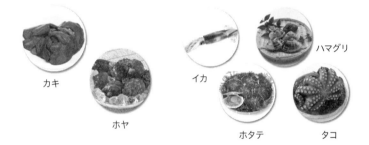

カキ
ホヤ

●タウリンがインスリンの分泌を促す

イカ
ハマグリ
ホタテ
タコ

キには多く含まれています。
クロムは、糖代謝や脂質代謝に関係しています。普通の食事をとっていれば不足することはほとんどありません。ほかにも、イカ、タコ、貝類などに含まれているタウリンはアミノ酸の１種で、インスリンの分泌を促して血糖値改善に効果があるとされています。

（河盛隆造）

Q62 血糖値が上がりにくいデザートは何ですか？

無意識のうちに習慣的に、果物やお菓子を食間や就寝前にとってしまう方がとても多いです。しかし、糖尿病の方は、これは止めましょう。みかんなどの果汁からブドウ糖はそのまま吸収され、血糖値を上昇させてしまうからです。3回の食事以外はできるだけ何も食べないで、おいしいお茶やブラックコーヒーなどを楽しんではいかがでしょうか。

食事の最後にとるデザートとしては、原材料が小豆や海藻など植物由来のものを選ぶのがベストです。動物性由来のものは脂質やカロリーが高いため控えましょう。

和菓子で主に使われている小豆は、食物繊維で炭水化物の吸収がゆるやかになり、脂質をほぼ含まないのでカロリーは控えめです。寒天を使ったデザートは、比較的低カロリーな上、食物繊維が豊富にとれます。ケーキは小麦粉、砂糖、バターなどを材料にしているので、高カロリー、高ブドウ糖、高脂質のお菓子。アイスクリームは高脂肪で、全般的にブドウ糖の含有量は少なめですが、脂質は高めです。

（河盛隆造）

（植物由来のデザートを）

デザートを選ぶときは、
原材料が小豆や海藻など植物由来のものを選ぶとベスト。
動物性由来のものは脂質やカロリーが高いため注意しましょう。

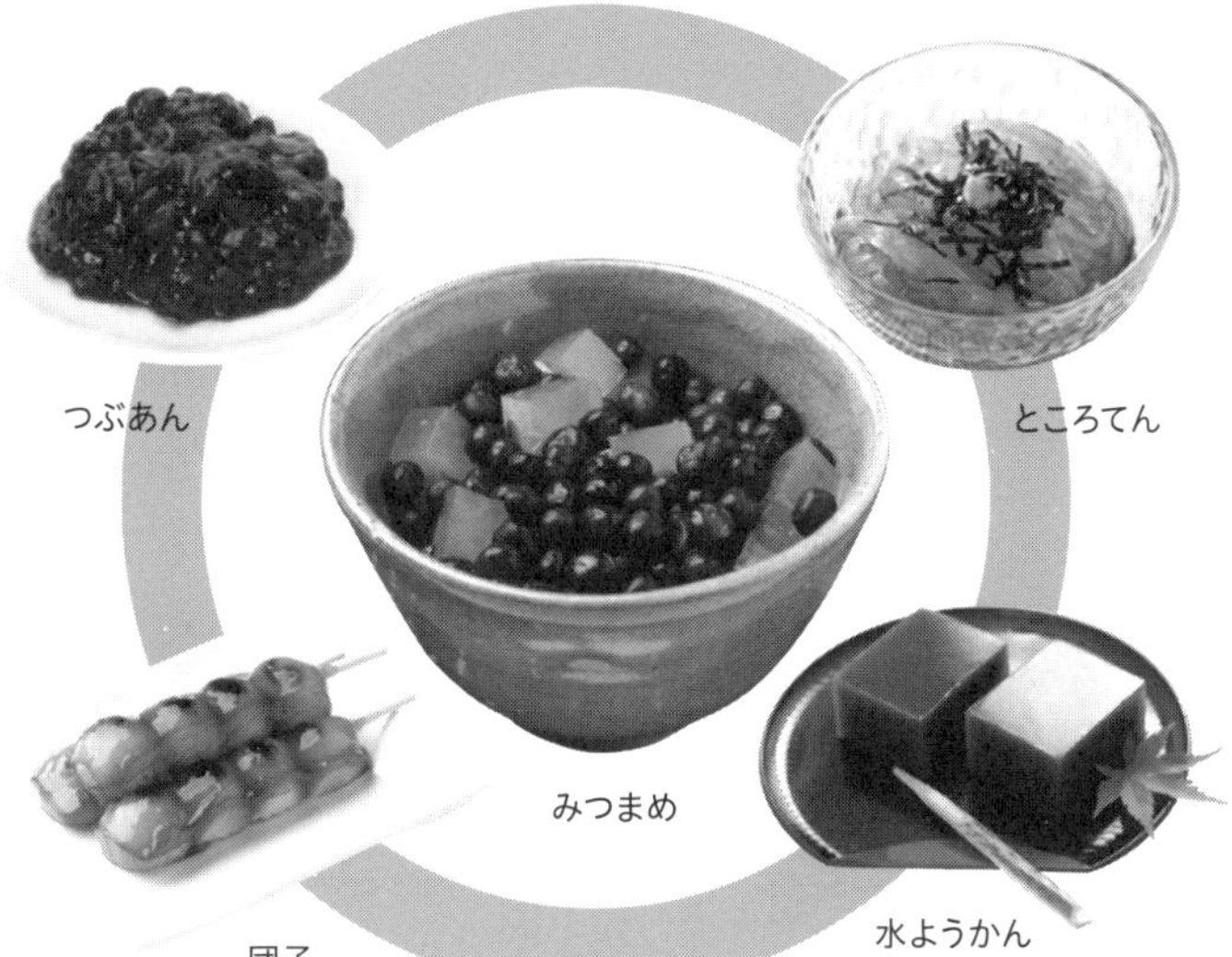
つぶあん
ところてん
みつまめ
団子
水ようかん

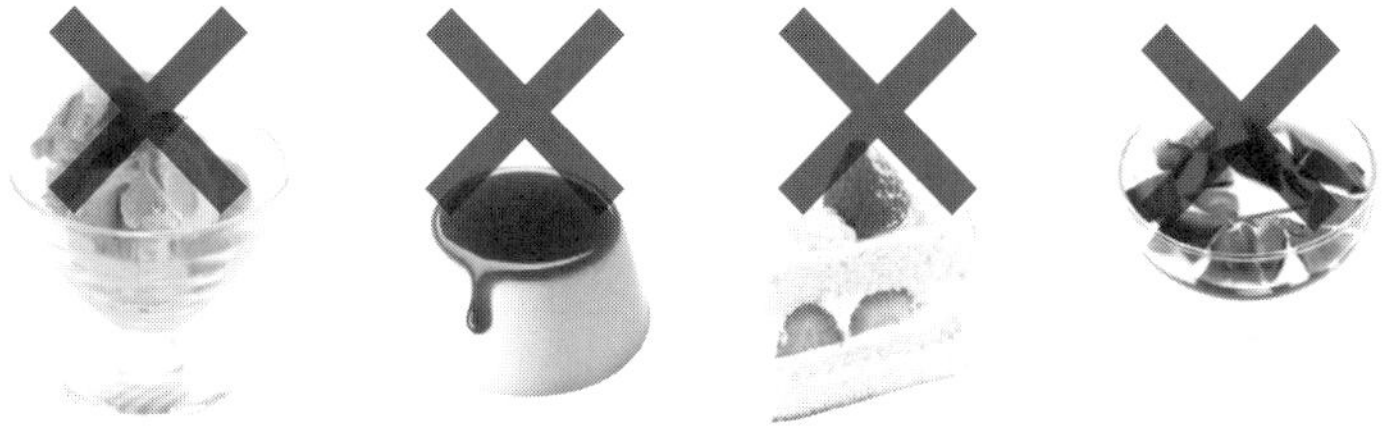

アイスクリーム　プリン　ショートケーキ　コーヒーゼリー

Q63 血糖値を抑えるのにおすすめの食材はありますか？①

血糖値を食後、急激に上げ過ぎないようにするために、何よりも重要なポイントは、食材を選ぶことではなく、その食べ方にあります。おにぎり、菓子パンなどを急いで食べることを控えましょう。おかずの食材を多くして、食事に時間をかけて楽しむ習慣を作ってください。

例えば、大豆は「畑の肉」と称されるほど栄養価の高い食品です。豆腐は血糖値を上げにくく、かさ増し材料としてもおすすめです。豆腐でも、厚揚げ、油揚げ、がんもどきは、油で揚げてあるので脂質やエネルギー量は多くなります。高野豆腐はミネラルが豊富なヘルシー素材です。納豆は、ねばりに含まれるたんぱく質分解酵素のナットウキナーゼが、血糖値の上昇を抑え、血栓を溶かす働きがあり、動脈硬化を予防します。

わかめ、ひじき、こんぶ、もずくなどの海藻には、ぬめり成分に水溶性の食物繊維が含まれており、炭水化物の分解・吸収を遅らせて血糖値の上昇を抑える効果や、余分なコレステロールを排出する働きがあります。

（河盛隆造）

Q64 血糖値を抑えるのに、おすすめの食材はありますか？②

ねばねば食材の山いもやオクラは優秀食材です。

山いものねばねばの正体である水溶性食物繊維の「ムチン」は、食後の血糖値の抑制に効果大です。消化や吸収がよくなり、さらに、コレステロール値や便秘解消も期待できます。

また、「サポニン」「アルギニン」は、脂質の吸収を抑える効果があり、肥満改善に期待できます。

オクラも血糖値の改善に効果的です。オクラには「ムチン」や「ペクチン」「ガラクタン」などが含まれています。「ペクチン」には、食後の血糖値の上昇を抑える効果や、便秘や下痢の解消、疲労回復も期待できます。「ガラクタン」は、オクラ特有のぬめりの成分の１つ。細胞を活性化させ、免疫力を高めることで知られています。

山いもやオクラ以外にも、海藻やきのこ、里いも、モロヘイヤなど、多くのねばねば食材があります。オクラを購入する際は新鮮さの証拠である「うぶげ」に注目してください。一般的に新鮮な食材は栄養素が多いといわれているので、注意して選ぶといいでしょう。（片山隆司）

Q65 血糖値を抑えるのに、おすすめの食材はありますか？③

「B-クリプトキサンチン」とはカロテノイドの1種で、とうがらしや温州みかん、パパイア、びわ、柿などに多く含まれており、血糖値の改善のほか、骨粗しょう症の改善や免疫力の向上、美肌の維持などに効果が期待できます。体内で合成することができない物質のため、食物から摂取する必要があります。温州みかんの場合、1日に1個食べるだけでも、必要な量を摂取することができます。特に、皮に多く含まれているため、捨てることなく上手に活用しましょう。

（片山隆司）

B-クリプトキサンチンが含まれる食品

（可食部 100g あたり）

食品	B-クリプトキサンチン含量	食品100gの目安
とうがらし（果実・生）	2200μg	7～11本
温州みかん（果肉・生）	1700μg	1～2個
パパイア（完熟・生）	820μg	約1/3個
びわ（生）	600μg	約3個
柿（生）	600μg	約2/3個
赤ピーマン（果実・生）	230μg	約2個

『日本食品標準成分表2015年版』（七訂）より

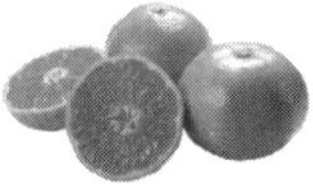
温州みかん

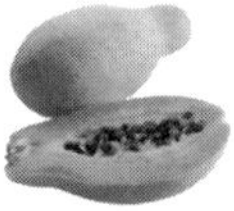
パパイア

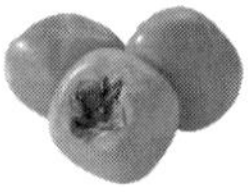
柿

Q66 血糖値を抑えるのに、おすすめの食材はありますか？④

出汁を取る際は、カツオ節で取ることをおすすめしています。

インクレチンという、食事をとるとすぐに小腸などから分泌され、すい臓を刺激してインスリンの分泌を促すホルモンがあります。

カツオ節には、食事をとることにより分泌されたインクレチンを分断してしまう酵素であるＤＰＰ-４と呼ばれる物質の活性を阻害する作用があるのです。これによりインクレチンがきちんと働けば、インスリンの分泌が促され、結果として血糖値の上昇を抑えることにつながるというわけです。


（市川壮一郎）

Q

67

血糖値を抑えるのに、おすすめの食材はありますか？⑤

料理に使う油は、生で使う場合も加熱して使う場合でも、オリーブオイルをおすすめします。オリーブオイルは多くの研究からさまざまな効果があることが分かっていますが、まず、1つ目に、糖の吸収のスピードを穏やかにしてくれる効果があります。これは、オリーブオイルに含まれるオレイン酸という成分に、食べたものが胃から排出される時間を遅らせる働きがあり、食べ物を胃に長くとどめてくれることによる効果です。胃に長くとどまっていれば、そこから先の腸や血液に、食べたものが分解され進むのもゆっくりになり、その結果血糖値が上がるのもゆるやかになるわけです。

2つ目として、インスリンの働きを改善する点が挙げられます。中年で過体重の男性を対象にしてオリーブオイルを摂取してもらったところ、インスリンが体で効きにくくなる現象（インスリン抵抗性）が改善し、インスリンを分泌するすい臓のβ細胞の働きが改善したというデータがあるのです。

３つ目に挙げられるのが、ヘモグロビンＡ１ｃの数値を改善する効果です。これも20以上のさまざまな研究で証明されています。

このほかにも、便秘の改善効果や、悪玉といわれるＬＤＬコレステロールを低下させる作用も報告されています。さらにオリーブオイルに含まれているオレオカンタールという物質の作用として、抗炎症、抗酸化作用、認知症予防やがん予防効果などまで報告されています。

そして加熱しても酸化しにくい特長があり、一般的に油は１４０～１５０度になると酸化し始めるものが多いですが、オリーブオイルは１８０～２１０度くらいまで酸化しません。

ですからオリーブオイルは生のままサラダなどにかけて食べることも、揚げ物や炒め物に使うことも、とてもおすすめなのです。

（ただし、オレオカンタールのいい効果を得るのであれば、加熱すると含まれる成分が低下してしまうため、上質なエキストラバージンオイルを加熱せずに利用する必要があります。）

（市川壮一郎）

Q68 血糖値を抑えるのに、おすすめの食材はありますか？⑥

ヨーグルトは一般的に健康的なイメージの強い食べ物ですが、アメリカの研究で、糖尿病にもいい影響があるという報告があります。

それは、ヨーグルトを1日30g弱とる人たちは、とらない人と比べ糖尿病になるリスクが18％も減っていたという報告です。

ヨーグルトは、インスリンという血糖値を下げるホルモンの働きをよくする作用があるらしいのです。毎日ヨーグルトを食べることで、長期的に見て糖尿病予防にいい効果があるということです。

また、食前にヨーグルトを摂取することにより、「GLP-1」というインスリンの分泌を助けるホルモンの分泌が増えるということも分かっています。それはつまり、そのときの食事の食後の血糖値も抑えてくれるわけで、短期的にみてもいいものであるということが分かります。

（市川壮一郎）

Q69 コレステロール値を下げるために、食べ物で気をつけることは？

血液中のコレステロール量を決める最大の食事の因子は、コレステロールではなく飽和脂肪酸です。コレステロール値が高いと言われたら、飽和脂肪酸の多い食べ物を減らすべきなのです。コレステロールの多い食べ物と、飽和脂肪酸の多い食べ物は、多くは重なっています。しかし、どちらかの含有量が多い食材もいくつか知られています。

例えば、コレステロールが多いけど飽和脂肪酸はあまり多くない代表的な食べ物は、卵です。逆に、コレステロールはあまり多くないけれど飽和脂肪酸は多い食べ物に、生クリームがあります。つまり、卵はあまりコレステロール値を上げないが、生クリームは気をつけるべき、ということになります。ショートニングやマーガリンなどのトランス脂肪酸も、コレステロール値を上げやすいので、とり過ぎないようにしましょう。

また、飽和脂肪酸やトランス脂肪酸の吸収を抑えて排出してくれる、食物繊維を多く含む食材や、オクラなどのネバネバ系の食材を脂っこい食べ物と一緒にとるようにしましょう。

また、コレステロールと結びついたたんぱく質は、体の中で酸化、糖化変性を受けます。抗酸化や抗糖化作用を持つ食材を積極的に摂取するといいでしょう。食物繊維を多く含んだり、抗酸化作用や抗糖化作用のある代表的な食材は左記の通りです。

（山岸昌一）

抗酸化作用・抗糖化作用のある食材

アントシアニン（ブルーベリー・カシス）
ケルセチン、ルチン（そば）
カテキン、タンニン（お茶）
イソフラボン（大豆）
βグルカン（まいたけ）
カルコン（明日葉）
βカロチン（緑黄色野菜）
ロズマリン酸（しそ）
スルフォラファン（ブロッコリースプラウト）
リコピン（トマト）
クルクミン（ウコン）
アスタキサンチン（サケ・イクラ）
ルチン（ケール・ほうれん草）
フコイダン（海藻）
βグルカン（キノコ）
ペクチン（りんご）

Q70 ＡＧＥを減らすのにいい食材などはありますか？

ブロッコリースプラウトを生で食べるか、ゆでたブロッコリーを例えば大根おろしと一緒に食べることはおすすめです。ただ、ブロッコリーの場合は、かなりたくさん食べる必要があります。

少しややこしくなりますが、ブロッコリーには「グルコラファニン」という物質が含まれています。「グルコラファニン」は、ブロッコリーに含まれる「ミロシナーゼ」という酵素で分解されて口の中でよく噛むことで「スルフォラファン」に変化します。この「スルフォラファン」が、ＡＧＥの形成を抑え、ＡＧＥの毒性もブロックしてくれます。ところが、ブロッコリーはゆでてしまうと「ミロシナーゼ」の活性が失われてしまうため、「グルコラファニン」が「スルフォラファン」に変化できなくなってしまうのです。

したがって、ブロッコリースプラウトを生で食べれば、「スルフォラファン」をとることができます。しかし、ゆでたブロッコリーの場合、ブロッコリーの中の「ミロシナーゼ」は失活していますので、外から「ミロシナーゼ」を補いながら食べなくては「スルフォラファン」をとることはできません。

「ミロシナーゼ」をたくさん含む野菜は、大根、わさび、和辛子です。ですから、これらとブロッコリーを一緒に食べる必要があるのです。

また、スルフォラファンは、アブラナ科のものに含まれますので、芽キャベツ、カリフラワー、ケールなどもおすすめです。

玉ねぎの皮に含まれる「ケルセチン」という物質にもAGEの形成を抑える作用があります。茶色い皮の部分で出汁をとって摂取するのがおすすめです。

さらに、まいたけに多く含まれているキチンやβ-グルカンにも、AGE生成や吸収を抑える働きがあります。

（山岸昌一）

Q71 調理法別、食品別のAGE値を知りたいです。

主な食品の調理法別のAGE値は左表のようになっています。AGEの値は「exAGE」という単位で表現します。

調理法別のAGE値

食品	調理法	一食分の量(g)	AGE値(exAGE)
食パン6枚切り	生	60	**49**
	焼き	60	**78**
	焼き（バターをのせて）	60＋バター10	**2434**
白米ご飯	炊く	200	**16**
たまご雑炊	煮る	200＋卵50	**153**
チャーハン	炒める	200＋油6	**7987**
牛もも肉	煮る	100	**2263**
	焼く（油なし）	100	**4329**
	揚げる	100	**6310**
	焼く（油あり）	100	**7451**
豚もも肉	煮る	100	**2047**
	焼く（油なし）	100	**3916**
	揚げる	100	**5963**
	焼く（油あり）	100	**6851**
鶏もも肉	煮る	100	**1787**
	焼く（油なし）	100	**3418**
	揚げる	100	**5544**
	焼く（油あり）	100	**6123**
まがれい	煮る	100	**960**
	揚げる	100	**4215**
	焼く（油なし）	100	**3827**
まさば	煮る	100	**1719**
	揚げる	100	**5435**
	焼く（油なし）	100	**5937**
玉ねぎ	生	100	**35**
	煮る	100	**80**
	焼く（油なし）	100	**153**
	揚げる	100	**2799**
ごぼう	煮る	100	**138**
	焼く（油なし）	100	**264**
	揚げる	100	**2892**

食品別・メニュー別のAGE値

食品	一食分の量(g)	AGE値(exAGE)
ブロッコリー	100	**152**
アボカド	100	**919**
こんにゃく	100	**1**
木綿豆腐	100	**788**
ツナ缶	100	**1810**
ハム	100	**2263**
ベーコン	100	**13464**
ヨーグルト(全脂無糖)	100	**4**
プロセスチーズ	20	**909**
いちごジャム	15	**8**
大福	60	**64**
ポテトチップス	85	**1912**
ミルクチョコレート	50	**415**
普通牛乳	200	**10**
調整豆乳	200	**1787**

一般的な外食メニュー	一食分の量(g)	AGE値(exAGE)
カレーライス	カレールウ 20 +牛かたロース肉 50 +玉ねぎ 10	**4211**
親子丼	ご飯 240+ 鶏むね肉 60+ 全卵 50	**1319**
醤油ラーメン	中華麺 120 +焼き豚 40	**5951**
天ぷらそば	そば 120+ えび 40	**2049**
きつねうどん	うどん 200+ 油揚げ 20	**1500**
ナポリタン	スパゲッティ 100 +ウインナーソーセージ 40	**10471**
マルゲリータ	ピザ生地 130 +モッツァレラチーズ 80 +トマトソース 20	**20371**
ハンバーグ	牛ひき肉 50 +豚ひき肉 50	**11771**
トンカツ	豚肩ロース 120	**8946**
さばの味噌煮	まさば 80+ 味噌 10	**1409**
エビフライ	えび 2 尾 40	**1915**
ポテトサラダ	じゃがいも 50 +ロースハム 5 +ゆでたまご 15	**245**
シーザーサラダ	温泉卵 50 +クルトン 5 +ベーコン 5	**3105**
味噌汁	絹ごし豆腐 15 +わかめ 1 +米味噌 12	**250**
コンソメスープ	コンソメスープ 150 +白菜 30 +ベーコン 5	**1650**

食品別・メニュー別のAGE値は左表のようになっています。

(山岸昌一)

Q72 血糖値を抑えるのにおすすめの食べ方は？

ゆっくりと時間をかけ食べること。食事の合間に箸を置き、ゆっくり会話を楽しみながら食べるようにしましょう。また、食物繊維が豊富な野菜から先に食べるようにし、ごはん類は最後に食べるようにします。

そして酢の物など、酢を使ったメニューを食事の中に取り入れてください。酢は、腸の動きをゆるやかにし、糖の吸収スピードを抑えてくれるため、食後の血糖値の上昇が抑えられます。ゆっくり食べるのと同じ効果が期待できるということです。

同じカロリーの食べ物でも、血糖値が上がりやすい食べ物と、上がりにくい食べ物がありま す。白米、食パン、うどん、じゃがいもは、前者。そば、固ゆでのパスタ、さつまいもは、後者です。血糖値が上がりにくい食材（低ＧＩ食品）を食事の中に取り入れていきましょう。

（山岸昌一）

Q 73

血糖値を抑えるのにおすすめの飲み物は？

お茶がおすすめです。お茶に含まれるカテキンには、抗酸化、抗糖化作用があり、血糖値の上昇も抑えてくれる働きがあります。

また、コーヒーにもクロロゲン酸などのポリフェノールが多く含まれています。コーヒーを習慣的にとる人は糖尿病になりにくいこと、コーヒーをとることで肝機能改善効果があることが報告されています。しかし、糖分を多く含むコーヒーや紅茶の飲み過ぎは、血糖値を上げ、肥満を助長する可能性があり、注意が必要です。さらに、野菜ジュースや果物ジュースのとり過ぎにも気をつけましょう。

（山岸昌一）

Q74 これだけはやめた方がいいという食材はありますか？

ＡＧＥの観点からいえば、高温で揚げたり焼いたりしたものをとり過ぎることはよくありません。カリカリになったベーコンや工業的に成形された超加工食品、例えば、ミートボールやインスタントラーメンなどは控えた方がよさそうです。

また、電子レンジでチンしただけで食べられるようなもの、ファストフードの類も避けた方がいいと思います。それに、清涼飲料水も気をつけた方がいいですね。清涼飲料水などの飲み物は、食物繊維が少なく、糖の吸収効率もいいため、血糖値を上げやすい食品といえます。

また、糖の中でも果物に多く含まれる果糖は、ＡＧＥを形成しやすく、肥満や痛風の原因となります。冷やしておいしい果物には、特に果糖が多く含まれていますので、スイカ、赤肉のメロン、リンゴジュースの類のとり過ぎには注意してください。週に果物ジュースを３杯飲んだだけで糖尿病の発症リスクが８％上がるというデータも出ています。

（山岸昌一）

Q

75

果物は血糖値には、よくないですか？

果物は、丸ごと食べれば、食物繊維もビタミンもミネラルもとることができるため、非常に優良な食べ物といえます。しかし、何事も過ぎたるはなお及ばざるが如し、果物は毎日、適量を丸ごと食べることをおすすめします。

特にブルーベリー、ラズベリー、いちごなどの紫系の果物が抗酸化、抗糖化作用が強いようです。ちなみに、1日にとる果物の適量とは、小ぶりのリンゴなら1個、バナナなら1本、冬みかんなら2個程度で、80キロカロリー程度です。果物は健康にいいからといって、とり過ぎないようにしましょう。

それに果糖は、ブドウ糖に比べて10倍、AGEを形成する作用が強いことが知られています。また、依存性が強く、とり過ぎる傾向がありますから注意しましょう。

（山岸昌一）

Q 76

調理法で気をつけた方がいいことはありますか？

生→蒸す・ゆでる・炊く→煮る→炒める→焼く→揚げる、の順で食品中のＡＧＥが増えていきます。

卵料理の例が一番分かりやすいのですが、生卵のＡＧＥ量が59 exAGEに対して、ゆで卵は約2・3倍の１３５ exAGE、目玉焼きなら約33・7倍の１９８８ exAGEになってしまうのです。

生で食べるお刺身などが一番ＡＧＥが低い食品となりますが、調理をするのなら、蒸す、ゆでる、炊くなど、水を使った調理方法がおすすめです。それは、水が糖とたんぱく質の間に入り、糖とたんぱく質がくっついてＡＧＥになってしまうのを、防いでくれるからです。

肉料理を食べたいときは、焼き肉ばかりにせず、時々はしゃぶしゃぶにした方がいいというわけです。

時間はかかりますが、最近色々なものが出ている低温調理器具はおすすめです。ただし加熱が足りず食中毒を引き起こすことのないよう、調理器具に添付されている説明書の設定温度と加熱時間をよく読んで適切に使いましょう。

また、電子レンジでの加熱、調理を頻繁に使うのはあまりおすすめできません。

電子レンジの電磁波は、糖の形を変化させ、ＡＧＥを作りやすい糖に変えてしまうのです。

また、加熱により、温度も上がりＡＧＥ化が促進されます。脂も劣化してしまいますので、便利だからといって使い過ぎないようにしてください。

（山岸昌一）

Q77 暴飲暴食を10年続けてきましたが、生活を改善すれば血糖値は元に戻りますか？

糖尿病では「高血糖の記憶」という概念があります。過去の一定期間、継続的に高血糖にさらされる生活をすると、それが体に記憶として残り、生活習慣を改善してもその悪影響が続くという概念です。

なぜ記憶として残ってしまうかというと、それはＡＧＥが体に残っているからです。10年の暴飲暴食が何年で解消されるか、ＡＧＥが排出されていくのにどれだけ時間がかかるかについては、エビデンスはまだありません。

ただタバコについてはデータがあり、１日１箱の喫煙を7年半続けると、禁煙後ＡＧＥが元の状態に戻るまで約15年かかることが知られています。

それでも良いことを始めるのに遅過ぎるということはありませんので、ぜひ今からでもスタートしていただきたいです。

（山岸昌一）

Q78 トクホ(特定保健用食品)は取り入れるべきですか?

血糖値が気になる人はサプリメントやトクホを利用するのも一案です。バリエーションが多いことも特長ですので、自分に合ったものを探すといいでしょう。

トクホに含まれている代表的な食物繊維は、「難消化性デキストリン」。この食物繊維には、食後の糖の吸収をおだやかにする機能があり、血糖値のコントロールに役立ちます。

ただし、サプリメントやトクホは便利なものですが、あくまで毎日の生活の体調改善のサポート役として捉えた方がいいでしょう。体調に不安を抱えている場合は、自分だけで判断することはせず、医師や薬剤師などの判断を仰ぐようにしましょう。

(片山隆司)

消費者庁が認めた「トクホ(特定保健用食品)」の成分一例

成分名	消費者庁の許可を受けた内容
難消化性デキストリン	糖の吸収をおだやかにするので、血糖値が気になり始めた方に適しています。
グァバ葉ポリフェノール	グァバ葉ポリフェノールの働きで、糖の吸収をおだやかにするので、食後の血糖値が気になる方に適しています。
L-アラビノース	砂糖の消化・吸収をおだやかにするL-アラビノースを含む砂糖加工品のため、血糖値が気になる方の生活改善に役立ちます。

消費者庁のデータをもとに作成

Q79 一人暮らしなので外食が多いです。それでも血糖値を下げ、AGEを減らせますか？

基本的には糖をとるまえに、糖の吸収を抑えるためにおかずをとるようにしましょう。従って、カレーやラーメンなどの丼物やサンドイッチの類のとり過ぎは考えものです。もし、おかずに酢の物や野菜サラダがついていれば、一番初めに食べるようにしましょう。ファミレスや定食屋での、「血糖値をなるべく上げない」また「AGEをなるべく溜めない」メニュー選びのポイントは以下の通りです。

- フライ・揚げ物・天ぷら・ステーキ・ハンバーグなど、高温で調理されたものは、AGEが多いのでできるだけ避けましょう。
- 刺身定食・海鮮丼などの生の魚を使ったメニュー、煮魚定食（焼き魚ではなく）・シチューなどの煮込み料理、冷しゃぶなどのメニューは、低温で調理されているのでおすすめします。定食にセットされてくる漬物と味噌汁は塩分を減らすため控えめにしておきましょう。
- 中華ですと、水餃子、天心、スープなどがおすすめです。

●サイドメニューとして、ワカメやモズクの酢の物があるといいです。また食物繊維が多く食後の血糖値やAGEの形成を抑えてくれるごぼう、オクラ、まいたけ、セロリ、こんにゃくなどを使ったメニューもおすすめします。

●ドリンクバーでは清涼飲料水は避け、お茶を選ぶことをおすすめします。

（山岸昌一）

Q80 血糖値が上がりにくいコンビニ弁当を教えてください。

コンビニ弁当は多くの中から選べる時代になりました。できるだけ野菜が多い弁当を選びましょう。エネルギー源となるご飯、たんぱく源となる肉や魚介類、卵、大豆製品、ビタミンや食物繊維を補える野菜が多い組み合わせが理想的です。

電子レンジで温めるサービスがありますが、実は温めない方がいいのです。

ご飯に含まれているでんぷんは、胃腸の消化酵素の働きでブドウ糖に分解されます。これまでは、食品中のでんぷんはすべてブドウ糖に分解され小腸で吸収されると考えられていました。ところが、一部はでんぷんのまま小腸を通過して大腸に達し、食物繊維のように炭水化物の分解をゆっくりにすることが分かってきました。これが「レジスタントスターチ」です。でんぷんは、冷えると一部がレジスタントスターチに変わります。つまり、ご飯やおにぎりは冷めた状態で食べた方が、血糖値を上げにくいのです。ざるそばやつけ麺、冷やし中華、冷製パスタなど、めん類も冷たい方が血糖値は上がりにくくなります。

（河盛隆造）

Q81 脂質の多い食べ物を減らしているのに、なかなかやせません。なぜでしょうか？

誤解されている方が多いのですが、脂質の多い食べ物を減らすよりも、まず糖質の多い食べ物を減らすべきなのです。

糖質（ブドウ糖）を多くとって血糖値が上がると、インスリンが分泌されて血糖値の上昇を抑えようとします。そのとき、インスリンの作用でブドウ糖は細胞に取り込まれ、グリコーゲンという多糖類に変化してエネルギー源として蓄えられます。さらにそれでも余ったブドウ糖があれば、中性脂肪に変えられて体に貯蔵され、その結果太ってしまいます。

逆に活動してエネルギーを使う際は、まず使われるのはグリコーゲンなのです。グリコーゲンを使い切ってはじめて、中性脂肪が燃やされエネルギーになります。つまり、糖質の多い食事を続けていたら常に新たにグリコーゲンが作られてしまい、中性脂肪が燃やされる番がやってきません。そのためどんどん中性脂肪がたまり、ますます太ってしまいます。ですから糖質を減らすようにすれば、中性脂肪が使われるようになり、やせていくのです。（市川壮一郎）

Q82

カロリーに気をつけて食事をしても、血糖値が下がりません。なぜでしょうか？

「カロリーを低く抑えよう」という考えは、あまり意識しなくていいかと思います。

カロリーを低く抑えさえすれば健康的、という誤った認識が広く浸透してしまっていることを残念に思います。前項でご説明したように、気をつけるべきなのは、脂質でもカロリーでもなく、あくまでも糖質なのです。ファミリーレストランで、600キロカロリーの豚肉ソテーと、付けあわせに1個100キロカロリーのロールパンが出てきたら、「カロリーが高い方がよくない」と豚肉を残してパンをお代わりしてしまう人が少なくないでしょう。その選択こそが、血糖値を上げてしまう誤った選択だということを理解していただければと思います。

またもう1つ押さえるべきポイントとして、脂質はとり過ぎたら便に出てしまうのですが、糖質はほぼ100％体内に吸収されるという点です。これは、人間は昔、今ほど簡単には糖質をとれない生活だったため、体に入った糖質はほぼ100％吸収するようにできているからではないかと想像されています。

（市川壮一郎）

Q83

人工甘味料なら使用しても大丈夫ですか？

人工甘味料の使用はおすすめしません。

人工甘味料は合成甘味料と糖アルコールに分類することができます。合成甘味料は、アステルパーム、スクラロース、アセスルファムKなどで、もともと自然にはない甘味成分を人工的に作ったものです。糖アルコールは、エリスリトール、キシリトール、ラクチトール、ソルビトールなどで、もともと自然界に存在する甘味成分を人工的な方法で作りだしたものです。

両者とも人工的なもので、厚生労働省による摂取制限が課されているものが多く、それはすなわち安全性の問題が残っているということを示します。

合成甘味料は血糖値を上げないため、以前は糖質制限にいい甘味料とされてきました。しかし、近年、これらを習慣的に摂取すると血糖コントロールに悪い影響を及ぼすという報告が増えています。

その理由は、腸内フローラ（腸内細菌叢《ちょうないさいきんそう》）に変化をもたらして血糖コントロールに悪影響を及ぼすこと、そして味覚に悪影響をもたらすことです。人工甘味料は砂糖などに比べ、数十倍数百倍という強い甘みを持っており、これに慣れてしまうと甘さに対する感覚が鈍感になり、どんどん強い甘味を欲するようになってしまう可能性があるのです。

現時点で甘み成分として最もおすすめできるのは、「ラカントS」という名前で販売されているものです。

これは羅漢果《らかんか》という、古くから漢方として親しまれてきたウリ科の植物から抽出されたエキスと、糖アルコールのエリスリトールからつくられています。エリスリトールは糖アルコールの中で血糖値を上げず、また摂取制限もないのです。また甘みも砂糖の75％と近く、料理の際もレシピで砂糖大さじ1とあれば、そのままラカントSを大さじ1にして使えるところが、大変便利だと思います。

（市川壮一郎）

Q 84

どうしても甘いものを食べたいのですが。

カカオ含有率の高いチョコレートは、適量内であればそれほど血糖値を上げません。ある大学の研究機関が公表しているデータによりますと、ＭＥＩＪＩから発売されているカカオ86％のチョコの場合、ＧＩ（グリセミックインデックス）は18と、とても低いことが分かっています。１個５ｇに個包装されていますが、一度に10個食べたとしてＧＬ（グリセミックロード）は、18×10÷１００で１・８と、およそ2しかありません。

糖質量についても、１個５ｇあたり１ｇしか含まれないので、10個食べても10ｇに抑えられます。

もちろん商品ごとに表示されている糖質量などをチェックした上でですが、一般的にカカオ含有率が高いチョコレートは、おやつとして大変優秀であることが分かります。

（市川壮一郎）

Q85 うっかり食べ過ぎてしまいました。どうしたらいいですか？

食べ過ぎてしまっても実は48時間以内なら、リセットすることが可能です。食べ過ぎた余分なエネルギーはひとまず、肝臓で約48時間ストックされるからです。方法は3つあります。

1つ目は「食前にヨーグルトか牛乳」。ヨーグルトはカップ1個、牛乳ならコップ1杯が適量です。乳製品に含まれるカルシウムは、脂質の吸収を抑えてくれます。

2つ目は「酢のものを追加」。酢に含まれる酢酸には、血糖値の上昇を抑える働きがあります。食前に大さじ1杯の酢を飲んでもいいでしょう。酢酸は体内に入るとクエン酸に変化するので、酢が苦手ならクエン酸が豊富な梅干しでもいいかと思います。

最後は「ビタミンB群を多く含む食材」です。ビタミンB群は、糖質や脂質の分解を促進してくれます。具体的には、レバー、うなぎ、卵、納豆などです。

この3つをうまく組み合わせてリセットしましょう。でもこれはあくまでも緊急措置です。そこは肝に銘じて日頃から食べ過ぎないようにしましょう。

（工藤孝文）

Q86 お酒はあきらめなくてはいけませんか？

基本的に糖尿病や糖尿病予備群の方には、アルコールはおすすめできません。なぜなら、アルコールを肝臓で代謝する過程で血糖コントロールに影響を与えたり、食欲が増して肥満や高脂質症を招いてしまう可能性があるからです。

しかし、血糖値が気になっていてもあきらめられないお気持ちは分かります。

例えばウイスキーや焼酎は糖質がゼロですが、糖質を含むソーダなどで割ってしまうと元の木阿弥《もくあみ》ですので注意しましょう。

ビールや日本酒は糖質が高いのはご存じですね。ワインに含まれる糖質は、ビールとウイスキーのちょうど中間くらいです。

夏の生ビール、冬の熱燗、そして季節を問わずおいしいワイン――、どうしても飲みたくなったら、枝豆、焼き鳥、刺身など糖質の低い「おつまみ」で調整しましょう。

（工藤孝文）

第6章

運動に関する質問・その他の質問

Q87 運動にはどんな効果があるのですか？

継続的な運動により、脂肪細胞の機能が正常化すると、インスリン抵抗性のもとになる物質が出にくくなります。すると、ブドウ糖の消費量が増え、糖代謝がアップします。加えて、血流が改善することによって、基礎代謝が上がり、体内のエネルギー消費が増えるという効果も期待できます。

血液中のブドウ糖がエネルギー源として使われるには、10分程度の運動が必要です。内臓脂肪を減らしたい場合は、20分以上運動しましょう。

（片山隆司）

Q 88

運動はいつ、どんなものに取り組めばいいですか？

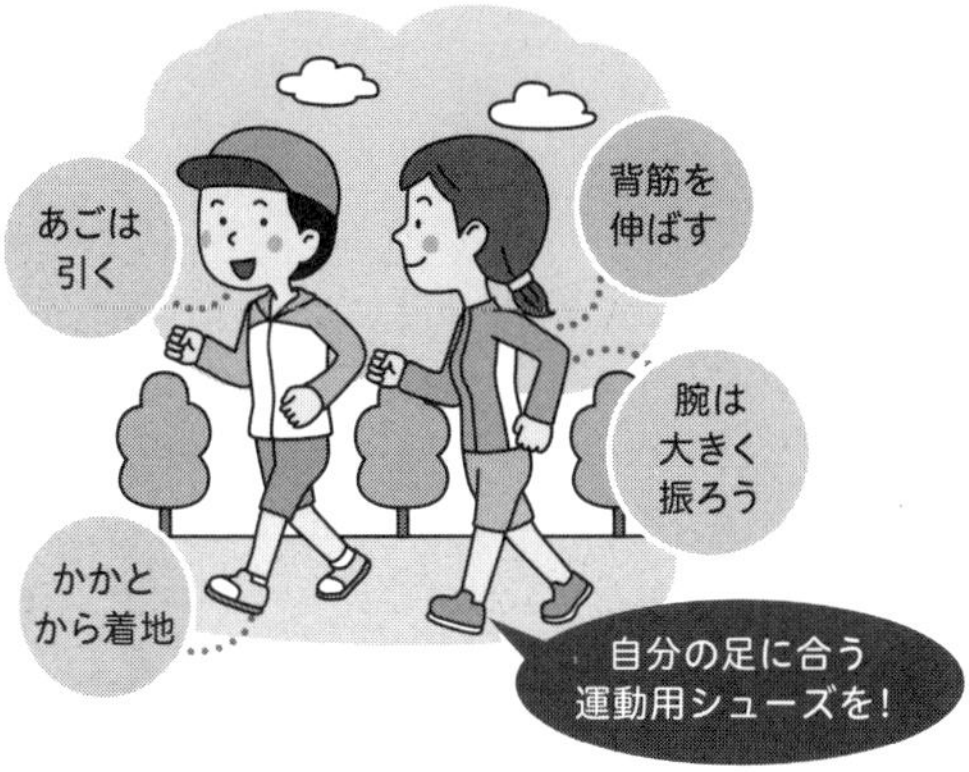
あごは
引く
背筋を
伸ばす
腕は
大きく
振ろう
かかと
から着地
自分の足に合う
運動用シューズを！

毎食後に10分間ほどのウォーキングを行いましょう。糖尿病患者さんのうち、毎日１時間程度運動する人は、運動しない人に比べて、死亡リスクや他の病気になるリスクが半減することが明らかになりました。それほど運動が血糖値の改善に重要なのです。運動のポイントとして、まず心がけたいのが毎食後に行うこと。従来、食事をした後は、安静にした方がいいといわれていましたが、順番を考えてゆっくりと食事を行い、食後に運動を行うことで、効率的に血糖値の上昇を抑えられます。

とはいえ、ランニングや水泳のような激しい運動は、消化に支障をきたすため厳禁。ウォーキングなど、軽い運動を取り入れ、いつもより少し速く歩くようにしてみましょう。（片山隆司）

Q89 仕事が忙しくて運動する時間がありません。どうすればいいですか？

「仕事が忙しくて、ジムに行く時間などありませんよ」が口癖の方が多いです。でも、お金をかけなくても、すぐに始められる手軽な運動はたくさんあります。それは、なるべく速足で移動する、エレベーターやエスカレーターに乗らず階段を使うなど、通勤で、職場で、日常生活の中で、体をこまめに動かし活動量を増やせばいいのです。

さらにおすすめは、家の中でも立っている時間を増やすことです。エネルギー消費量を増やすだけでなく、体重を支えることによって足腰の筋肉が鍛えられ、筋肉の中に溜まった脂肪も減少します。脂肪筋が改善するとインスリンの効きがよくなり、筋肉がブドウ糖を取り込むので血糖値は下がりやすくなります。電車内、本やテレビを見るときなど、10分でも15分でも立つ時間を長くしてみましょう。今回のコロナ禍で、テレワークとなり時間ができたからと、夕食後1時間に30分間速足歩行を続けたおかげで、血糖コントロールが顕著に改善し、本人のみならず主治医もびっくりしたケースが増えてきています。

（河盛隆造）

Q 90 手軽にできる運動はありますか？①

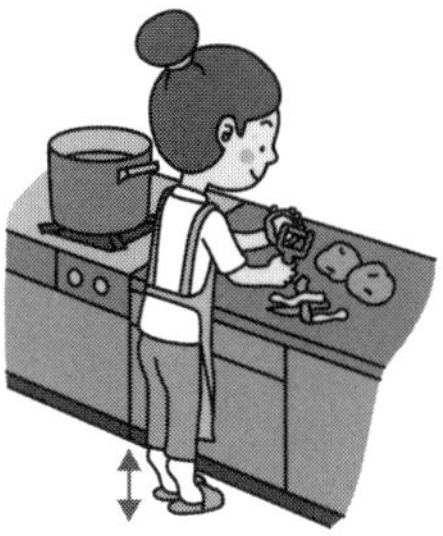

①背中をまっすぐに伸ばして、かかとを持ち上げて2～3秒停止します
②かかとをゆっくり降ろしてこれを10回程度繰り返します

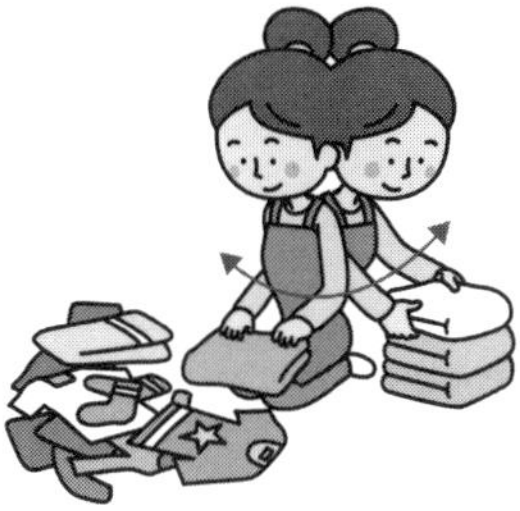

①正座で座り、右側で洗濯物をたたみます
②たたんだものを左側にひねりながら置きます

家庭内やオフィスで「ながらエクササイズ」を楽しみましょう。例えば、洗濯物をたたみながら左右の体側の運動、料理をしながらかかとの上げ下ろし、高いところの掃除であれば伸びの運動、床掃除なら体ひねり、オフィスでは椅子を背に大きな伸びと屈伸を。通勤途中は、電車の椅子に座って足先を浮かして腹筋運動、つり革につかまってつま先立ち、などです。普段の生活に少し動作をプラスしてみましょう。エネルギーの消費はそれほど多くはありませんが、いつでもどこでもわずかな時間を狙って体を動かすことが習慣になれば、内臓脂肪も減ります。

（栗原毅）

Q91 手軽にできる運動はありますか？②

座るときに「7秒かけて座る」こと。たったこれだけで消費カロリーがアップします。私がダイエット外来で、多くの患者さんに協力していただき完成させた運動ですが、左図を見ながら一度試してみてください。

試してみてきつく感じた人は、最初のうちは「ゆっくり座る」ことだけを意識し、それに慣れたら「7秒かけて座る」ことに挑戦してみてください。お勤めのある人は、職場では意識的にゆっくり座り、帰宅後や週末だけ「7秒かけて座る」を取り入れてもいいでしょう。

「7秒かけて座る」ことは基礎代謝量を上げるのにとても有効です。基礎代謝量は筋肉の量に比例します。1度試すことで分かると思いますが、「7秒かけて座る」と、太腿やお尻、腹筋や背中の筋肉に負荷がかかります。つまりこれらの「大きな筋肉」が増大するのです。

その結果、見た目が引き締まるだけでなく、基礎代謝量も増え、太りにくい体質が手に入るというわけです。

（工藤孝文）

1 椅子の前に立つ

両足のつま先はやや外側に向けて、背筋を伸ばしてかかとに重心をかけるように立ちます。

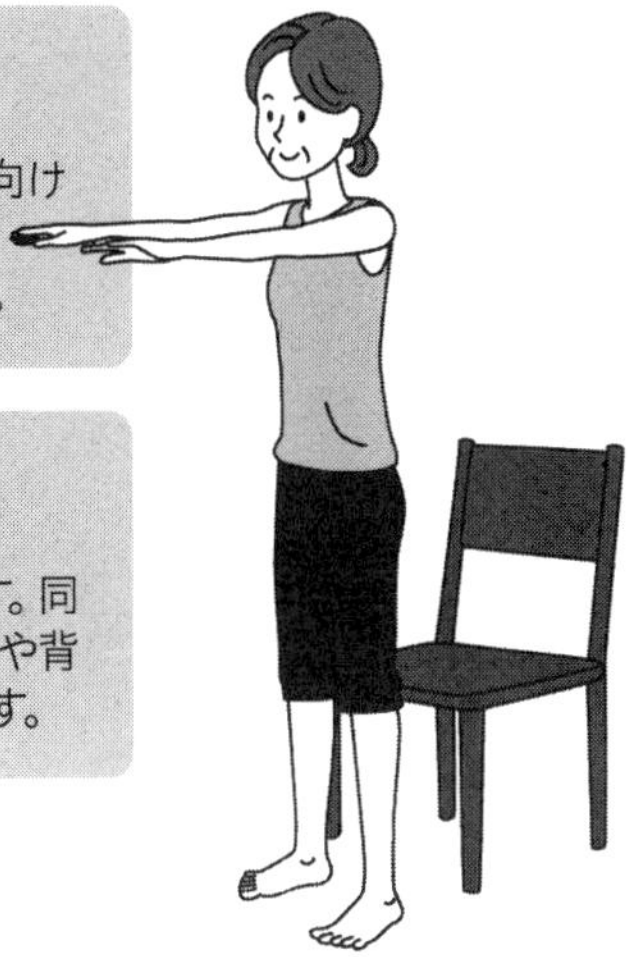

2 両腕と背筋を伸ばす

両腕を肩の高さまで上げます。同時に背筋を伸ばすことで腹筋や背筋なども鍛えることができます。

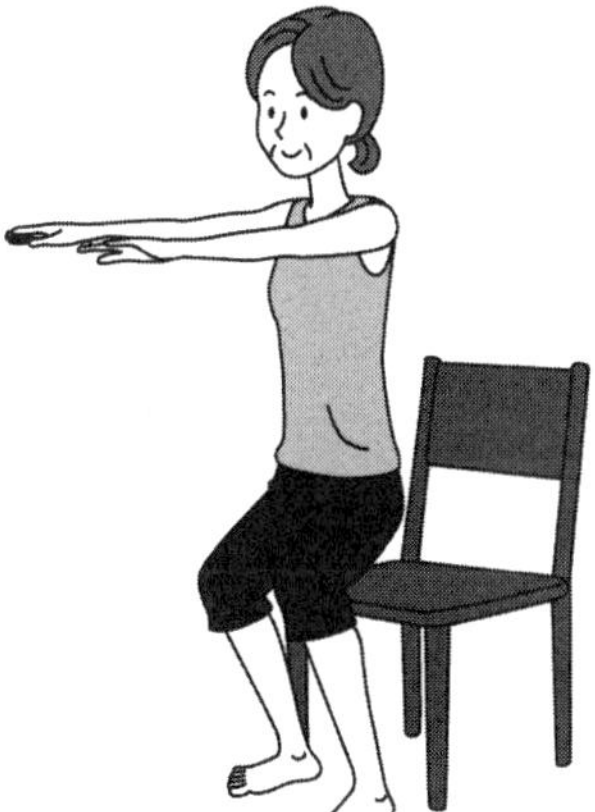

3 7つ数えながら座る

上体を垂直に伸ばして7つ数えながら、下半身に負荷をかけるようにゆっくりと座ります。

4 1秒で立ち上がる

座面にお尻がついたら1秒で立ち上がるようにして、同じ動作を10回繰り返します。

NG

背筋や首が曲がっていると下半身に負荷がかからないので注意。また、バランスの悪い椅子や、キャスター付きの椅子は使用しないようにしましょう。

Q 92

睡眠不足は糖尿病と関係がありますか？

睡眠不足は肥満の大きな原因になります。睡眠時間が7～9時間の場合に比べ、5時間だと肥満の割合が1・5倍に増えるという研究も報告されています。その理由は「レプチン」と呼ばれるホルモンの分泌にあります。レプチンは食欲を抑制しますが、睡眠が短いと分泌が低下するのです。さらに食欲を増進させる「グレリン」というホルモンの分泌が増加します。

しかし忙しい現代人にとって毎日きちんと睡眠時間をとるのは至難の業です。7時間の睡眠時間を確保できないなら、睡眠の「質」だけでも改善しましょう。まず就寝2時間前からはスマートフォンの操作はやめましょう。機器から発せられるブルーライトはメラトニンという睡眠ホルモンの働きを抑制してしまうからです。寝る姿勢も横向きになり、枕を抱くようにして眠るようにしてみましょう。この姿勢は胎児期の姿勢と同じなので、安心して熟睡できるそうです。また、昼間は意図的に体を動かし、エネルギー消費を高めるようにしましょう。エネルギーを使うことで熟睡につながり、眠りが深ければ翌朝も元気に起きられます。

（工藤孝文）

Q93 運動以外で生活習慣に取り入れた方がいいことはありますか？

朝の歯磨きと一緒に、舌磨きを取り入れることをおすすめします。

塩分をとり過ぎてしまうと、高血圧の原因だけでなく食べ過ぎの原因にもなり、血糖値を上げることにつながります。

塩分には中毒性があるので、とり過ぎを避けるためには、味覚をリセットすることが大切で、その方法に「舌磨き」があります。舌にこびりついた「舌苔《ぜったい》」を取り除く方法です。舌苔とは、食べかすや細菌の死骸、老廃物などから成る汚れです。これがこびりつくと舌の味蕾《みらい》が鈍り、知らず知らずのうちに、脂や甘味、塩味などの利いた濃い味が恋しくなってしまいます。当然、このような食事は高カロリーです。つまり舌苔を放置しておくと、気づかぬうちに太りやすい食事になってしまう可能性が高いのです。

舌苔が取れれば味覚も鋭くなり、薄味の食事でもおいしくいただけるようになるでしょう。

（工藤孝文）

Q

94

医師にやせてくださいと言われますが、なかなかやせられません。

ダイエット外来を開き、多くの患者さんを診てきた経験から言えるのは、まず成功する人の特徴は何といっても素直な人だということです。やせない原因を食べ過ぎだと認められない人や、「毎日体重を測ってください」という簡単な指示も守れない人は、たいてい途中で減量を諦めてしまいます。対照的に、私のアドバイスにとりあえず従ってみた人は、やせるのに成功しています。ですからアドバイスを受けたら、「だけど」「だって」ではなく「そうですね」と受け止めましょう。素直さは人をポジティブにします。ポジティブになると、減量のためのアドバイスを「禁止」ではなく「新しい自分に変わる鍵」と感じられるようになります。

次の特徴は、毎日を丁寧に暮らせる人。意外かもしれませんが、減量成功のために大切な性質です。患者さんにお伝えするイメージは「お坊さん」や「紳士・淑女」。食事は決して豪華ではないけれど、ゆっくりと楽しむ、慌ただしくもなく、だらけてもいない生活を送り、食事を含めモノは粗末に扱わない――、私自身もそのように心がけています。

（工藤孝文）

Q95 家族が糖尿病ですが、食事療法も運動療法も受け付けてくれません。何か方法はありますか？

糖尿病は発症後も多くの方に自覚症状がないため治療の必要性を感じにくく、受診につながらず治療を中断する人も少なくありません。そんな患者さんたちに治療の必要性を分かりやすく親身に説明し、治療に前向きになってもらうことは我々医師の務めです。

そうした方々への1つの方法に、約1～2週間の教育入院があります。食事療法や運動療法、薬の使用法などの知識が学べ、糖尿病食の量や味を体験できます。教育入院をすすめるもう1つの理由は、この病気の怖さを知ってもらうことにあります。入院中は患者さん同士の交流の機会もあり、合併症による透析治療中の方、糖尿病網膜症で視力を失った方もおられ、そうした方々と接する機会は貴重です。実際、「まさか自分がこんなことになるとは」といった言葉を聞き、治療の大切さを思い知ったという方を何人も見てきました。管理された入院中は血糖値が改善するのは当然で、退院後にそれが活かせるかが重要です。糖尿病治療は本来、外来で行うものです。ご家族も同行され、一緒に医師と相談するのもいいでしょう。

（岡本亜紀）

Q 96

血糖値が悪化しやすい季節などはありますか？ ①

糖尿病などの生活習慣病は、冬の間に悪化する傾向がはっきりとあります。

診療にあたっていて冬に悪化する人が多い実感はありましたが、以前は季節による数値の変化について、詳細なデータはありませんでした。

そこで私は、糖尿病データマネジメント研究会における38の登録病院の、約10万人のデータをもとに、血糖値・血圧・脂質（いわゆる悪玉コレステロール）・体重の４つの数値について、月別の変動とガイドライン基準の達成率を検証してみました。検証の対象は、血糖値・血圧・脂質・体重が同時に測定されていた、４５７８人の２型糖尿病患者さんで、24か月間で年間12回以上通院している方のデータです。

達成率を検証するガイドライン基準は、血糖値がヘモグロビンＡ１ｃ７・０％未満、血圧が１３０／80㎜Hg未満、脂質は１００㎎／dL未満とし、血糖値（ヘモグロビン**A**１ｃ）・血圧（**B**lood pressure）・脂質（LDL-**C**holesterol）の３つすべてを達成している群を、ＡＢＣ達成群としました。

その結果、ABC達成群の比率は驚くほど低く、冬は9・6％、夏でも15・6％しかいないことが分かったのです。特に冬に、血糖値・血圧・脂質・体重のすべてが連動して悪くなっていることが分かりました。冬にこれほど達成率が下がるのには、複数の要因があります。

まず気温が低いこと、それによって運動不足になること、その両方が血圧に悪影響を及ぼします。また食事についても、冬は味噌汁や鍋物を食べる機会が増えて塩分の摂取が増え、それもまた血圧に悪影響となります。おもち、みかんなど冬場によく食べるものも糖質が高く、血糖値を上昇させます。さらに外出が減ると日光を浴びる機会が減ってビタミンDが不足し、悪玉コレステロールが増加、脂質の値が悪くなります。インフルエンザにかかれば血糖値も上がりますし、運動できずに体重が増えがちになります。

またクリスマス、忘年会、お正月とイベントが続き、暴飲暴食になってしまいがちです。

このように多くの要因で冬に血糖値が悪化するので、本来春にリカバリーする必要があるのですが、冬場に悪化した数値を改善させられず、ずっと高い数値になってしまう方もいらっしゃいます。

（坂本昌也）

Q 97

血糖値が悪化しやすい季節などはありますか？②

糖尿病患者さんには前項のような季節的傾向があることを認識し、食事療法や運動療法に取り組んでいただきたいです。また、降圧薬や脂質改善薬を内服中の方は達成率もいい傾向でしたので、冬に薬を強化し、夏が来たら減らすなどの調整を医師と相談することもおすすめです。また今回の検証で、糖尿病の患者さんに対して血糖値だけを測定し、血圧・脂質・体重を測定していない医師が非常に多いことも分かりました。もし主治医がそれらを測定してくれないようでしたら、患者さんから測定をお願いしてみてください。

さらに新型コロナウイルスの流行による外出の自粛により、２０２０年は夏の時点で例年に比べ糖尿病患者さん全体のヘモグロビンＡ１ｃの平均が上がっている、というデータもあります。本来数値が低い傾向にあるはずの夏がその状況なので、そのまま冬に上がってしまうことが、大変心配されます。20年から21年にかけての冬は特に注意して、食事・運動療法が奏効しない場合は薬を強化して数値を下げた方がいいのでは、と考えています。

（坂本昌也）

Q 98 たばこはどうしてもだめですか？

糖尿病治療の生活習慣においてはなるべく禁止事項は作らずに、改善していくための指導をすることが多いのですが、唯一の絶対だめなものが喫煙です。喫煙は糖尿病を悪化させてしまうからです。非喫煙者に比べて喫煙者の方が糖尿病になりやすいことが分かっています。たばこを吸うと肺からニコチンが取り込まれ、その作用で交感神経が刺激されて血管を収縮させます。それにより血液の流れが悪くなりインスリンの働きも低下、血糖をコントロールしづらくなるのです。さらに血圧も上昇し、糖尿病の合併症のリスクも高くなります。まずは周囲に禁煙宣言をして灰皿を処分し、数日単位で短期目標を立てましょう。禁煙外来では依存症を断って無理なく禁煙する方法を指導してくれますので、最寄りのクリニックに相談しましょう。

（工藤孝文）

Q99

糖尿病をできるだけ早く予防するのに大切なことは？

近年は母体の安全のため、妊娠中は体重増加を抑え小さく産むことが推奨されています。そうして小さく産まれた赤ちゃんのうち、6～11歳までの間に急に太ったという成長パターンの方は、成人後に糖尿病や心筋梗塞のリスクが高くなることが、データとして分かっています。

また最近は若年層の肥満と糖尿病の発症が増加傾向ですが、これには肥満の状態の時期や持続時間が影響しています。若年成人で糖尿病を発症するリスクは、思春期に肥満であった場合、そして持続的に肥満であった場合に、高くなることが分かっています。米国医師会も２０１３年に「肥満は病気」とみなすというポリシーを採択しています。

このようなことから、私は幼児のころから「食育」をきちんと行って健康的な食生活を送ることが非常に重要ではないかと考えます。

また20才以上においての体重増加は脂肪によることが多く、この場合は運動強化が必要になります。日常生活から少しずつ改善していくことが重要です。

（坂本昌也）

Q100

地方のクリニックで糖尿病を治療中ですが、最新の治療ができているか心配です。

「一般社団法人日本糖尿病学会」というところが、「糖尿病診療ガイドライン」というものを出しており、最新の医学情報に基づいて頻繁に改訂し、ＨＰでその都度公開しています。

最新のものは２０１９年版で、その前の２０１６年版から3年で改訂になりました。こういったものをこまめにチェックして最新の情報に接するようにすることも、ご自身の治療内容を客観的に確認するという意味で、大変有効な方法だと思います。

また最近では、製薬メーカーなどによる患者さん向けの糖尿病ガイドも充実していますので、参考にしてみましょう。また糖尿病専門医などのセカンドオピニオンも増えてきていますので検討していただくのもいいかと思います。

（坂本昌也）

一般社団法人日本糖尿病学会 糖尿病診療ガイドライン
http://www.jds.or.jp/

●回答者一覧

河盛隆造	順天堂大学名誉教授
栗原毅	栗原クリニック東京・日本橋院長
片山隆司	かたやま内科クリニック院長
山岸昌一	昭和大学 医学部 内科学講座　教授
岡本亜紀	岡本内科クリニック院長
坂本昌也	国際医療福祉大学三田病院 内科部長 地域連携部長
市川壮一郎	いちかわクリニック院長
工藤孝文	みやま市工藤内科 院長

医師たちが答える100の質問

血糖値バイブル

2020年11月12日初版発行

発　行　人　　笠倉伸夫
編　集　人　　新居美由紀
発　行　所　　株式会社笠倉出版社
〒110-8625 東京都台東区東上野2-8-7 笠倉ビル
営　　　業　　TEL 0120-984-164
編　　　集　　TEL 0120-679-315

印刷・製本　　株式会社光邦

ISBN　978-4-7730-6118-5

編　　集：株式会社ピーアールハウス（林陽子、志鎌和真、藤井明梨）
協　　力：山口清美
デザイン：株式会社ピーアールハウス
イラスト：河田邦広